Erich Grond

100 Fragen zur Altersneurologie für Pflegekräfte

Erich Grond

100 Fragen zur Altersneurologie für Pflegekräfte

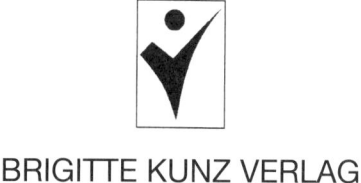

BRIGITTE KUNZ VERLAG

Bibliografische Information der Deutschen Nationalbibliothek
Die Deutsche Nationalbibliothek verzeichnet diese Publikation in der Deutschen
Nationalbibliografie; detaillierte bibliografische Daten sind im Internet über
http://dnb.ddb.de abrufbar.

ISBN 978-3-89993-494-6

Der Autor:
Erich Grond
Veilchenstr. 1
58095 Hagen

Dr. Erich Grond war von 1980 bis 1994 Professor für Sozialmedizin und Psychopathologie. Er
arbeitet heute als Psychotherapeut und Dozent für Gerontopsychiatrie in Altenpflegeseminaren
und an der Universität Dortmund.

Mehr wissen – besser pflegen!

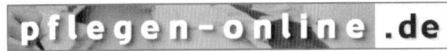

Besuchen Sie unser Pflegeportal im Internet.

Brigitte Kunz Verlag

© 2010 Schlütersche Verlagsgesellschaft mbH & Co. KG,
   Hans-Böckler-Allee 7, 30173 Hannover

Satz: PER Medien+Marketing GmbH, Braunschweig
Druck: Druck Thiebes GmbH, Hagen

Inhalt

Vorwort 10

Lernbereich 1
Aufgaben und Konzepte in der Altenpflege 11

Lernfeld 1.1 Theoretische Grundlagen für die Pflege
in der Altersneurologie 11
1. Frage: Wie häufig sind neurologische Erkrankungen im Alter? 11
2. Frage: Warum brauchen Sie spezielle neurologische Kenntnisse? 11
3. Frage: Welche Krankheitsursachen können Sie vermeiden? 12
4. Frage: Welche Rehabilitationsmaßnahmen können Sie unterstützen? 12
5. Frage: Wie gehen Sie mit neurologisch kranken alten Menschen um? 13

Lernfeld 1.2 Pflege alter Kranker planen, durchführen, dokumentieren
und evaluieren 14
6. Frage: Warum sollten Sie die Pflege in der Altersneurologie planen? 14
7. Frage: Wie können Sie z.B. die Pflege von Schmerzpatienten planen, durchführen
   und evaluieren? 15

Lernfeld 1.3 Alte Menschen personen- und situationsbezogen pflegen 17

Neurologische Leitsymptome 17
8. Frage: Was ist eine Agnosie und wie gehen Sie damit um? 17
9. Frage: Welche Aphasien stören die Kommunikation? 18
10. Frage: Welche Ursachen der Apraxie kennen Sie und wie helfen Sie? 19
11. Frage: Was können Sie bei Bewegungsstörungen tun? 19
12. Frage: Welche Bewusstseinsstörungen unterscheiden Sie? 20
13. Frage: Wie schätzen Sie die Bewusstseinsminderung nach der
    Glasgow-Coma-Scala ein? 21
14. Frage: Welche Ursachen von Bewusstseinsstörungen kennen Sie? 22
15. Frage: Welche Erste Hilfe leisten Sie bei Bewusstseinsstörungen? 22
16. Frage: Bei welchen Symptomen vermuten Sie einen steigenden Hirndruck? 23
17. Frage: Was beachten Sie bei Ess-Störungen? 23
18. Frage: Was wägen Sie vor der Entscheidung zu einer PEG ab? 24
19. Frage: Wie helfen Sie bei Gangstörungen? 25
20. Frage: Wie helfen Sie bei neurologisch bedingter Inkontinenz? 25
21. Frage: Wie helfen Sie bei Lähmungen? 26

22. Frage: Wie helfen Sie bei Schlafstörungen? 27
23. Frage: Welche Schmerzformen unterscheiden Sie und wie gehen Sie damit um? 28
24. Frage: Wie helfen Sie bei Kopfschmerzen? 29
25. Frage: Wie helfen Sie bei Schwindel? 30
26. Frage: Wie gehen Sie mit Sensibilitätsstörungen um? 31
27. Frage: Wie können Sie eine Sturzneigung verhindern? 31

Krankheiten des Gehirns: Schlaganfall, Stroke, Apoplektischer Insult 32
28. Frage: Wie erkennen Sie einen Schlaganfall? 32
29. Frage: Wie unterscheiden Sie die akute zerebrale Ischämie von einer Hirnblutung? 33
30. Frage: Warum sollten Sie den Schlaganfallpatienten schnell in eine Stroke Unit
       einweisen lassen? 34

Individuelle Pflege nach ABEDL 34
31. Frage: Wie kommunizieren Sie bei motorischer Aphasie? 34
32. Frage: Wie fördern Sie die Bewegung mit der Bobath-Methode? 35
33. Frage: Warum ist eine frühzeitige Bewegungstherapie so wichtig? 35
34. Frage: Welche Erste Hilfe leisten Sie, um die vitalen Funktionen
       aufrechtzuerhalten? 36
35. Frage: Wie motivieren Sie zur Selbstpflege? 36
36. Frage: Wie helfen Sie dem Betroffenen, sich selbst an- und auszuziehen? 37
37. Frage: Wie pflegen Sie bei Dranginkontinenz? 37
38. Frage: Wie pflegen Sie bei Schluckstörungen? 37
39. Frage: Wie helfen Sie dem Schlaganfallpatienten, ruhen, schlafen
       und sich entspannen zu können? 38
40. Frage: Wie gehen Sie damit um, wenn der Patient seine Sexualität leben will? 38
41. Frage: Wie motivieren Sie zur Beschäftigung? 39
42. Frage: Wie sorgen Sie für sichere, fördernde Umgebung
       und für eine gemeindenahe Rehabilitation? 39
43. Frage: Wie erhalten und erweitern Sie Kontakte trotz einer Sprachstörung? 40
44. Frage: Wie helfen Sie dem alten Menschen, mit existenziellen Erfahrungen
       umzugehen? 40
45. Frage: Woran erkennen Sie eine Transitorische ischämische Attacke (TIA)? 41

Extrapyramidale Syndrome 1. Parkinsonsyndrom 42
46. Frage: Woran erkennen Sie ein Parkinsonsyndrom? 42
47. Frage: Welche Parkinson-Ursachen kennen Sie? 43
48. Frage: Welche nicht medikamentösen Parkinson-Therapien können Sie
       unterstützen? 43
49. Frage: Wie erhalten Sie die Selbstständigkeit des Parkinson-Kranken? 44

50. Frage: Wie schützen Sie Parkinson-Kranke vor einer Depression? 46
51. Frage: Wie klären Sie Parkinson-Kranke über die Wirkung
          von Antiparkinsonmitteln auf? 46
52. Frage: Wie entsteht eine akinetische Krise und wie helfen Sie? 47

2. Chorea Huntington 47
53. Frage: Wie erkennen Sie die Chorea major (Veitstanz)? 47
54. Frage: Wie unterstützen Sie die Therapie bei Chorea? 48

Entzündliche Hirnerkrankungen 48
55. Frage: Wie erkennen Sie Hirn- und Hirnhautentzündungen? 48
56. Frage: Welche Erste Hilfe leisten Sie? 49

Schädel-Hirntrauma (SHT) 50
57. Frage: Welche Schweregrade unterscheiden Sie beim SHT? 50
58. Frage: Wie helfen Sie bei Schädel-Hirntraumata? 50
59. Frage: Welche Folgeschäden nach einem SHT kennen Sie? 50
60. Frage: Was können Sie beim Wachkoma-Patienten beobachten? 51
61. Frage: Wie pflegen Sie Wachkoma-Patienten? 52

Hirntumoren 53
62. Frage: Welche Symptome weisen auf einen Hirntumor hin? 53

Krampfanfälle, Epilepsie 54
63. Frage: Welche Anfallsformen unterscheiden Sie? 54
64. Frage: Welchen Verlauf beobachten Sie bei einem generalisierten
          oder großen epileptischen Anfall? 54
65. Frage: Welche Erste Hilfe leisten Sie bei Anfällen? 55
66. Frage: Was beachten Sie in der Pflege Anfallskranker? 55
67. Frage: Welche anderen Anfälle lassen Sie klären? 56

Erkrankungen von Gehirn und Rückenmark
1. Multiple Sklerose (MS) 56
68. Frage: Welche Ursachen und Symptome der MS kennen Sie? 56
69. Frage: Welche Verlaufsformen der MS unterscheiden Sie? 57
70. Frage: Welche verordneten Medikamente erhalten MS-Kranke? 57
71. Frage: Wie pflegen Sie MS-Patienten ganzheitlich? 58

2. Herpes zoster 59
72. Frage: Wie erkennen Sie Herpes zoster? 59
73. Frage: Wie pflegen Sie einen Patienten mit Herpes zoster? 59

Erkrankungen des Rückenmarks 59

74. Frage: Wie pflegen Sie einen Querschnittsgelähmten? 59

75. Frage: Welche Symptome der amyotrophen Lateralsklerose (ALS) kennen Sie? 60

76. Frage: Wie helfen Sie Patienten mit ALS? 61

77. Frage: Welche anderen Muskelerkrankungen kennen Sie? 61

Erkrankungen peripherer Nerven 62

78. Frage: Welche Symptome eines lumbalen Bandscheibenvorfalles (Diskushernie) kennen Sie? 62

79. Frage: Wie pflegen Sie Patienten mit Bandscheibenvorfall? 63

80. Frage: Woran erkennen Sie eine Polyneuropathie (PNP)? 63

81. Frage: Welche Ursachen der Polyneuropathie (PNP) kennen Sie? 63

82. Frage: Wie pflegen Sie Kranke mit Polyneuropathie? 64

Lernfeld 1.4 Anleiten, beraten, Gespräche führen 65

83. Frage: Wie führen Sie Gespräche mit neurologisch Schwerkranken? 65

Lernfeld 1.5 Bei der medizinischen Diagnostik und Therapie mitwirken 66

84. Frage: Welche neurologische Diagnostik können Sie dem Kranken erklären? 66

85. Frage: Was sollten Sie nach einer Lumbalpunktion beachten? 67

86. Frage: Welche Antiparkinsonmittel und ihre Gefahren kennen Sie? 67

87. Frage: Welche Wirkungen und Nebenwirkungen von Antiepileptika berücksichtigen Sie? 68

88. Frage: Wie unterstützen Sie die Schmerzbehandlung bei neurologischen Erkrankungen? 69

89. Frage: Welche Nebenwirkungen von Opioiden beachten Sie bei alten Menschen? 71

90. Frage: Mit welchen Gefahren rechnen Sie bei der Gabe von nicht steroidalen Antirheumatika? 71

91. Frage: Bei welchen Schmerzen sprechen Sie mit dem behandelnden Arzt über Co-Analgetika? 71

Lernbereich 2
Alte Menschen bei der Lebensgestaltung unterstützen 73

92. Frage: Wie helfen Sie dabei, die Selbstständigkeit wiederzuerlangen oder zu erhalten? 73

93. Frage: Wie sichern Sie Kontakte und Umgebung? 73

Lernbereich 3
Rahmenbedingungen altenpflegerischer Arbeit 75

Lernfeld 3.1 Institutionelle und rechtliche Bedingungen berücksichtigen .. 75
94. Frage: Welche finanziellen Ansprüche haben Angehörige? 75
95. Frage: Welche Unterstützung gibt es für Angehörige? 76
96. Frage: Wie können Sie neurologisch Kranke palliativ pflegen? 77
97. Frage: Welche Rechtsfragen beachten Sie? 78

Lernfeld 3.2 An qualitätssichernden Maßnahmen
in der Altenpflege mitwirken 80
98. Frage: Welche Konzepte der Qualitätssicherung in der neurologischen Pflege
      führen Sie durch? 80

Lernbereich 4
Altenpflege als Beruf 82
99. Frage: Welche ethischen Herausforderungen beachten Sie in der Pflege
      neurologisch Kranker? 82
100. Frage: Wie bewältigen Sie den Stress in der Pflege? 82

Literatur 84

Register 88

Vorwort

Angeregt durch Claudia Flöer, Lektorin der Schlüterschen Verlagsgesellschaft, und durch die vielen Fragen der Teilnehmer von Fortbildungsseminaren sowie motiviert durch die Schüler des Altenpflegeseminars, habe ich hier 100 Fragen zur Altersneurologie zusammengestellt. Es sind alles Fragen, die mir praxisrelevant erschienen.

Eine qualifizierte Altenpflege gewinnt immer mehr an Bedeutung, denn die chronischen, auch neurologischen Erkrankungen, die Multimorbidität und dadurch die Pflegebedürftigkeit in der stationären und ambulanten Altenhilfe nehmen immer mehr zu.

Eine gute Krankenbeobachtung und ein aktuelles Wissen um medizinische Erklärungen begründen gerade bei neurologischen Erkrankungen die notwendigen pflegerischen und psychosozialen Maßnahmen.

Um die Zusammenhänge für Berufsanfänger verständlich zu machen, habe ich manches vereinfacht dargestellt. Medizinische Begriffe wurden soweit wie möglich verdeutscht. Die Fragen können der Examensvorbereitung der Altenpfleger/innen dienen, auch wenn sie oft nur in Stichworten ausgeführt sind.

Wissen allein reicht für die Pflegequalität nicht aus. Die mitmenschliche Begegnung, Wertschätzung des Kranken und Zuwendung in Beziehungspflege, Ermutigung zu Aktivierung und Selbsthilfe sind für das Wohlbefinden der zu Pflegenden entscheidend. Das widerspricht dem Abbau von Stellen, der Rationalisierung und der zunehmenden Bürokratisierung der Altenpflege.

Ich danke der Schlüterschen Verlagsgesellschaft für die erfreuliche Zusammenarbeit.

Hagen, März 2010   Dr. Erich Grond

Lernbereich 1
Aufgaben und Konzepte in der Altenpflege

Lernfeld 1.1
Theoretische Grundlagen für die Pflege
in der Altersneurologie

1. Frage: Wie häufig sind neurologische Erkrankungen im Alter?

Von 100 000 Einwohnern erkranken jährlich etwa 250 an Migräne, 200 an Hirntraumen, 182 an Schlaganfällen, 50 an Epilepsie, 40 an Polyneuropathie, 20 an Parkinson und 10 an Hirntumoren. Im Alter sind die häufigsten Erkrankungen Schlaganfälle, Polyneuropathien und Parkinson. Ab dem 75. Lebensjahr verdoppelt sich bei Frauen das Risiko, multimorbid zu erkranken in 5-Jahresschritten, Bluthochdruck und Arthrosen sind am häufigsten (vgl. Weyerer).

Einige Neurologen zählen das Delir zu den akuten, körperlich begründbaren (organischen) Psychosen und die Demenz zu den chronischen Formen. Ein Delir ist bei 30 bis 50 % aller akut kranken geriatrischen Patienten und eine Demenz bei 15 bis 17 % aller alten Menschen feststellbar (vgl. Grond 2010).

2. Frage: Warum brauchen Sie spezielle neurologische Kenntnisse?

Sie, die Pflegekräfte, sind es, die die Patienten oder Klienten besser kennen als die behandelnden Ärzte. Sie sehen viele Ihrer Klienten täglich. Sie sprechen mit ihnen, begleiten sie in ihrem Alltag, pflegen und betreuen Sie. Genau deshalb fällt es Ihnen sofort auf, wenn sich ein alter Mensch plötzlich verändert: Vielleicht spricht er plötzlich schleppend, oder hat Bewegungseinschränkungen. Niemandem fällt das so schnell auf wie Ihnen! Genau deshalb brauchen Sie spezielle neurologische Kenntnisse, um durch Ihre sorgfältige Beobachtung die Anamnese zu ergänzen, die Diagnostik in die richtige Richtung zu leiten und die gezielte Behandlung zu unterstützen. Sie bemerken z. B. die Nebenwirkungen von Medikamenten zuerst und teilen sie dem Arzt mit.

Ein Wort noch zur Neurologie: Die Neurologie erfasst Erkrankungen des zentralen und des peripheren Nervensystems. Dazu gehören häufige neurologische Symptome und Erkrankungen wie Schlaganfälle durch Hirninfarkte und Hirnblutungen, Schädelhirntrauma, Entzündungen wie Meningo-Enzephalitis oder Multiple Sklerose, gut- und bösartige Neubildungen, Epilepsien, degenerative Erkrankungen wie Parkinson, Polyneuropathien und Schmerzsyndrome, z. B. Lumbago. Pflegekräfte und Ärzte sind im interdisziplinären Team zum Wohl des Klienten aufeinander angewiesen.

3. Frage: Welche Krankheitsursachen können Sie vermeiden?

Die Ursachen für neurologische Erkrankungen sind vielfältig und einige davon können Sie tatsächlich vermeiden bzw. mindern:

* Unfälle, z. B. Stürze (vgl. Frage 27)
* Arteriosklerose und Herzkreislauferkrankungen durch das metabolische Syndrom (Erhöhung von Blutdruck, Blutzucker, Cholesterin, Triglyzeriden und Gewicht) sind vermeidbar durch gesunde Lebensweise
* Entzündungen, z. B. durch Fehlbelastungen
* Infektionen durch Hygienemaßnahmen
* Stoffwechselstörungen wie Diabetes, Leber- und Nierenerkrankungen
* Hormonale Störungen wie Schilddrüsen- und Nebennierenrindenfunktionsstörungen durch Stress
* Vergiftungen mit Alkohol oder Medikamenten, Rauchen, CO oder Insektizide
* Nebenwirkungen von Medikamenten wie Neuroleptika z. B. Parkinson, durch Hypnotika, Antikonvulsiva

Nicht zu verhindern sind Erbfaktoren, altersbedingte Erkrankungen und Tumoren. Dennoch können Sie an der Auflistung erkennen, wie vielfältig auch Ihre Möglichkeiten sind, alte Menschen vor weiteren Erkrankungen zu schützen.

4. Frage: Welche Rehabilitationsmaßnahmen können Sie unterstützen?

Sie können sich bemühen, Schädigungen (impairment), Funktionseinschränkungen (disability), Behinderungen und Benachteiligungen (handicap) von mindestens sechsmonatiger Dauer abzubauen. Schwerbehinderte neurologisch Kranke haben einen Grad der Behinderung (GdB) über 50 %.

Die Rehabilitation versucht, auch drohende Behinderung abzuwenden, zu beseitigen oder zu mindern und so die Pflegebedürftigkeit zu reduzieren. Pflegekräfte arbeiten im multidisziplinären Team bei unterschiedlichen Maßnahmen mit.

• Die medizinische Rehabilitation versucht, neurologische Erkrankungen ursächlich zu behandeln, Beschwerden, z. B. Schmerzen, zu lindern, Lähmungen zu bessern oder zu kompensieren, damit der Betroffene auch im Alter mit Behinderung umgehen und leben lernen kann.

• Die soziale Rehabilitation verbessert die Teilnahme am Leben in der Gemeinschaft, d. h. in der Familie oder in der Stationsgruppe des Altenheimes. Die soziale Reha ist bei den vielen alleinlebenden alten Frauen (drei Viertel der Über-80-Jährigen leben im Einpersonenhaushalt) von zentraler Bedeutung.

• Die berufliche Rehabilitation wird von der Rentenversicherung bei alten Kranken nicht mehr bezahlt, auch wenn diese noch zeitweise beruflich tätig sein wollten.

Eine Rehabilitation sollte am ersten Tag der Erkrankung, z. B. nach einem Schlaganfall, beginnen. Am Anfang steht die Ermutigung des Kranken, seine Selbstständigkeit in den Aktivitäten des täglichen Lebens wiederzuerlangen oder noch erhaltene Fähigkeiten zu stärken, z. B. mit Krankengymnastik, Beschäftigungs- und Ergotherapie, Logopädie oder Gruppenarbeit. Pflegekräfte können den Kranken zu Aktivitäten motivieren, ihn für kleine Erfolge loben und ihn so vor resignativer Selbstaufgabe schützen.

5. Frage: Wie gehen Sie mit neurologisch kranken alten Menschen um?

Am Anfang steht das Vertrauen. Sie sollten versuchen, den neurologisch Kranken zu verstehen, sich in seine Schmerzen und seine Lähmung einzufühlen. Sie entscheiden, ob Sie ihn vorbehaltlos akzeptieren oder nicht. Sie entscheiden, ob Sie ihn wertschätzen, wenn er ärgerlich oder aggressiv reagiert. Sie entscheiden, ob Sie ihm Zuwendung und Nähe geben und selbst echt und wahrhaftig bleiben. Sie werden gewiss darauf verzichten, ihm z. B. bei Lähmung eine Heilung zu versprechen.
Die wichtigste Voraussetzung für eine gute Pflegequalität ist die Beziehungspflege. Eine simple Routinepflege ohne Zuwendung – manchmal leider eine Folge bei zunehmendem Personalmangel – kann dem Kranken schaden. Dies gilt besonders, wenn alte kranke Frauen einsam sind und das Gefühl haben, mit ihrer Pflegebedürftigkeit anderen nur noch zur Last zu fallen.

Beachten Sie: Da neurologisch Erkrankte im Alter meist multimorbid sind, reagieren sie z. B. auf Schmerzen mit Verwirrtheit oder Depression. Alte schwerkranke Männer neigen vermehrt zum Suizid. Deshalb sollten Sie mit diesen Menschen nicht wie mit anderen körperlich Kranken umgehen, sondern wie mit psychisch Alterskranken. Beachten Sie folgende zehn Regeln:

Pflegekräfte

1. geben dem Kranken Zuwendung, Nähe und Geborgenheit;
2. versuchen, ihn einfühlend empathisch zu verstehen;
3. wertschätzen (Validation) ihn, akzeptieren ihn vorbehaltlos, sehen im Elendsten zuerst den Menschen (vgl. Dörner);
4. bleiben stets echt, wahrhaftig, aufrichtig und authentisch;
5. sorgen für konstante Bezugspersonen (Beziehungspflege);
6. normalisieren die Beziehung und fragen sich (Suchhaltung, Selbsterfahrung): »Welche Gefühle löst er in mir aus?«;
7. nehmen nicht nur Defizite, sondern Restfähigkeiten wahr;
8. ermutigen den Kranken zu selbstständigen Aktivitäten;
9. gestalten Räume sicher, anregend und orientierungsfördernd;
10. suchen mit dem Kranken nach einem Sinn trotz Krankheit.

Lernfeld 1.2
Pflege alter Kranker planen, durchführen, dokumentieren und evaluieren

6. Frage: Warum sollten Sie die Pflege in der Altersneurologie planen?

Es ist absolut notwendig, bei der Pflege neurologisch Kranker die individuellen Bedürfnisse der alten Menschen zu berücksichtigen. Es geht keineswegs darum, in der Beziehungspflege nur Standards durchzuführen.

Sie sollten daher den sechsstufigen Pflegeprozess oder -Zyklus anwenden:

1. Pflegeanamnese: Informationen sammeln.
2. Pflegediagnose: Ressourcen und Probleme beschreiben.
3. Pflegeziele, z. B. Wohlbefinden des Bewohners, festlegen.
4. Pflegemaßnahmen: individuell und nach Experten-Standards planen.

5. Maßnahmen: durchfuhren und dokumentieren.
6. Ergebnis: evaluieren, auszuwerten.

Eine Pflegedokumentation, die sich nur auf Leistungsnachweise und eine rechtliche Absicherung richtet, kann die Beziehungspflege entscheidend erschweren. Sie haben – sonst hätten Sie dieses Buch nicht gekauft – einen weitergehenden Ansatz.

Es geht um solide und aktuelle Kenntnisse
Die Pflege alter Menschen, die neurologisch erkrankt sind, erfordert differenzierte neurologische Grundkenntnisse, um z. B. Gefährdungen durch Sturz, Bewusstseinsstörungen oder Schmerzen früh zu erfassen und zu verhindern. Achten Sie auf eine regelmäßige Weiterbildung, um in der Behandlungspflege z. B. neue Medikamente einzuplanen und deren Nebenwirkungen zu dokumentieren, oder um Pflegeerfolge zu evaluieren – auch zur Qualitätssicherung.

Es gehört auch zu Ihren Aufgaben, Angehörige zu informieren und anzuleiten, wie sie z. B. Schlaganfallpatienten fördern können, um deren Selbstständigkeit soweit wie möglich wieder herzustellen. Auch hier reicht es nicht, eine Anleitung nach Standard durchzuführen, sondern Sie müssen die jeweilige Situation (sowohl räumlich als auch mental) erfassen, beurteilen und vielleicht sogar ändern, damit die Pflege gelingt.

7. Frage: Wie können Sie z. B. die Pflege von Schmerzpatienten planen, durchführen und evaluieren?

Pflegekräfte brauchen zur Pflegeplanung eine eingehende Schmerz-Anamnese, z. B. nach dem strukturierten Schmerz-Interview (SCS):
* Akute Schmerzen: Wo tut es weh, seit wann, wie intensiv?
* Chronifizierte Schmerzen: Welche Therapie und Schmerzmittel wurden versucht?
* Schmerzbedingungen: Welche Aktivitäten lindern oder verstärken die Schmerzen? Sind Alltagstätigkeiten und soziale Kontakte beeinträchtigt? Wie erklärt der Patient seine Schmerzen? Und wie reagiert die Familie auf die Schmerzen?

Die multiaxiale Schmerzklassifikation (MASK) erfasst nicht nur die somatische Diagnose, sondern auch die psychosoziale Dimension wie Schmerz-, Stress- und Konfliktverarbeitung und Belastungen in der Lebensgeschichte.

Kooperation mit Ärzten

Da Schmerzen im Alter an Stärke und Dauer zunehmen und in der Altenpflege die häufigsten Beschwerden sind, ist Ihre Kooperation mit den Ärzten wichtig. Sie müssen zur Ursachenklärung vor der Planung von Maßnahmen beitragen.

Schmerzen im Alter werden am häufigsten ausgelöst durch Arthrosen, durch Verschleiß der Wirbelsäule, durch Osteoporose oder durch Bandscheibenvorfälle. Es folgen rheumatoide Arthritis, Kopfschmerzen, Polyneuropathien durch Diabetes oder Alkoholmissbrauch und Postzoster-Neuralgien.

Für die Pflegeplanung ist Kenntnis der Schmerzformen nötig: Nozizeptorschmerzen und neuropathische Schmerzen (vgl. Frage 23).

Bei der Pflegeplanung sollten Sie die verschiedenen Schmerzebenen des Gesamtschmerzes (total pain) berücksichtigen:

- Körperliche Auswirkungen wie Störung von Appetit, Schlaf, von Aktivitäten, Kraft und Bewegungen bis zur Schonhaltung.
- Psychische Folgen wie Angst vor Verschlimmerung, Trauer und vor allem Depression bis zur Verzweiflung bei unzureichender Schmerzlinderung.
- Sozial können Schmerzen durch Trennung, durch Einsamkeit, durch Vernachlässigung bei Personalmangel in Heimen verstärkt werden; Schmerzen können ein Kommunikationsmittel in durch Pflege überforderten Familien sein.
- Spirituell können Schmerzen am Sinn des Lebens verzweifeln lassen, Selbstvorwürfe und Schuldgefühle auslösen oder als tragisches Symbol unsere Gebrechlichkeit und Angst vor dem letzten Schmerz des Sterbens ausdrücken.

Schmerzen lindern

Das oberste Pflegeziel ist die Schmerzlinderung. Eine völlige Schmerzfreiheit ist in 20 % aller Fälle nicht mehr zu erreichen. Doch eine Linderung der Schmerzen führt bereits zu mehr Lebensqualität und damit auch zu mehr Zufriedenheit beim Betroffenen – und bei Ihnen.

Eine ganze Reihe von Pflegemaßnahmen unterstützen die verschiedenen Schmerztherapien:

- Komplementäre Therapien wie Krankengymnastik, physikalische Therapie (akut Kälte-, chronisch Wärmeanwendungen),
- Naturheilkunde, z.B. mit Ernährung, Bädern und pflanzlichen Schmerzmitteln (Phytotherapie),
- Psychotherapie zur Entspannung, Aktivierung, Selbsthilfe,
- Soziotherapie mit Angehörigen und Bezugspersonenpflege,
- Alternative Therapien z.B. mit Heilerde oder Magnetfeldern,
- Chemische Schmerzmittel nach dem Dreistufenschema der WHO:
  - Nicht Opioide,
  - schwache, dem BTM-Gesetz nicht unterliegende Opioide und
  - starke Opioide.

Lernfeld 1.3
Alte Menschen personen- und situationsbezogen pflegen

Neurologische Leitsymptome

8. Frage: Was ist eine Agnosie und wie gehen Sie damit um?

Als Agnosie wird die Unfähigkeit des Betroffenen bezeichnet, Personen oder Gegenstände wiederzuerkennen. Die Ursache für diese Störung liegt beispielsweise in einer Hirnschädigung bei Hirnblutung oder einem Schädelhirntrauma. Es gibt unterschiedliche Arten von Agnosien:

- Akustische Agnosie: Hörstummheit bei Schläfenlappen-Schädigung.
- Visuelle Agnosie: Seelenblindheit bei Sehrinden-Schädigung.
- Taktile Agnosie: Gegenstände werden durch Tasten nicht erkannt, eigene Körperteile können nicht benannt werden.

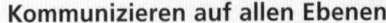

Kommunizieren auf allen Ebenen
Für Sie ist das Krankheitsbild der Agnosie eine besondere Herausforderung. Seien Sie sich der Tatsache bewusst, dass Sie nicht nur mit Worten kommunizieren, sondern ebenso mit Gesten und auch Ihrer Körperhaltung. Sie kommunizieren mit allen Sinnen! So unterstützen Sie Ihre Worte mit Gesten und umgekehrt.

9. Frage: Welche Aphasien stören die Kommunikation?

Als Aphasie bezeichnet man die zentrale Sprachstörung. Die Ursachen liegen hier beispielsweise in einer Hirnschädigung nach Schädelhirn-Trauma oder nach einem Schlaganfall. Auch bei den Aphasien unterscheidet man mehrere Arten:
- Sensorische Aphasie Wernicke: Der Betroffene versteht Sprache und Gelesenes nicht.
- Motorische Aphasie Broca: Der Betroffene kann nicht sprechen oder schreiben,
- Globale Aphasie (sensorische und motorische): Nach einem Schlaganfall bildet sich die sensorische Aphasie zurück, die motorische bleibt.
- Amnestische Aphasie (Wortfindungsstörungen) bei Demenz: Im Endstadium spricht der Kranke mit Floskeln, mit wenigen Worten oder reiht sinnlose Silben aneinander.

Als Dysarthrie bezeichnet man eine Artikulationsstörung bei verschiedenen Hirnschädigungen.
Sie als pflegerische Bezugsperson haben hier viele Aufgaben. Die Bezugsperson
- fördert die Kommunikation mit allen Sinnen, Blickkontakt, Mimik und Gestik;
- ermutigt zum Sprechen, lobt jedes richtige Wort, spricht nur vor, wenn der Betroffene es wünscht;
- hört in angstfreiem Rahmen geduldig zu und unterbricht nie;
- spricht langsam und deutlich; wendet sich dem Betroffenen zu; formuliert kurze, einfache Sätze und mit einem einfachen Inhalt;
- wiederholt mehrfach und fragt nach, ob sie verstanden wurde;
- benutzt Sprechtafeln mit Abbildungen und Erinnerungshilfen;
- strukturiert den Tag, bietet gemeinsame tägliche Aktivitäten an;
- vermittelt logopädische Behandlung und die Teilnahme an Selbsthilfegruppen.

10. Frage: Welche Ursachen der Apraxie kennen Sie und wie helfen Sie?

Apraxie ist Unfähigkeit, Handlungen zielgerichtet auszuführen. Auch hier werden mehrere Arten unterschieden:

- Ideomotorische Apraxie: Die Bewegungen sind bruchstückhaft oder werden durch fehlerhafte ersetzt (bei Scheitelhirnschädigung).
- Ideatorische Apraxie: Komplexe Handlungen werden falsch aneinander gereiht (bei Schädigung des dominanten Schläfenlappens).
- Konstruktive, Ankleide-Apraxie bei visuell-räumlicher Fehlorientierung infolge Schädigung des nicht dominanten Scheitelllappens.

Denken Sie daran, die Aktivitäten des täglichen Lebens gemeinsam und in klarer Tagesstruktur nach der Biografie des alten Menschen zu verrichten. Üben Sie eine Teilaufgabe in Einzelschritten, bauen Sie ohne Zeitdruck komplexe Handlungen auf. Kleine Bewegungen werden systematisch trainiert, wobei das Setting ruhig und angstfrei gestaltet ist. Wichtig ist eine gute und kontinuierliche Krankenbeobachtung.

11. Frage: Was können Sie bei Bewegungsstörungen tun?

1. Lähmungen (vgl. Schlaganfall, Fragen 28–45)
2. Extrapyramidale Bewegungsstörungen bei Schädigung der Stammganglien, d.h. außerhalb der Pyramidenbahn.
2.1 bei Parkinson
   - Akinese (fehlende) oder Hypokinese (mangelnde) Spontan- und Mitbewegung mit Maskengesicht und leiser Stimme,
   - Steifigkeit (Rigor): ruckartiger Widerstand gegen passive Bewegungen (Zahnradphänomen),
   - Zittern als Ruhetremor von Händen, Beinen, Kopf in Ruhe ist abzugrenzen vom Intentionstremor, d.h. Zittern bei Zielbewegung bei Kleinhirnschäden, MS, Alkoholdelir, Schilddrüsenüberfunktion,
2.2 bei Chorea (Veitstanz): blitzartige, schnelle Bewegung, Zuckungen bei Chorea Huntington oder Chorea senilis oft halbseitig nach Schlaganfall,
2.3 Athetose: langsame, schraubende Bewegungen bei angeborenen Hirnschäden, oft kombiniert mit Chorea, selten nach Schlaganfall.

Sie können den Betroffenen ermutigen, mit den Bewegungsstörungen leben zu lernen und versuchen, seine Angst abzubauen, indem Sie

- krankengymnastische Übungen täglich wiederholen;
- bei Hemiplegie mit Einarmigen-Hilfen geduldig dabei helfen, sich selbst helfen zu lernen,
- sich Zeit nehmen und zuhören. Sie bagatellisieren Ängste nicht, sondern nehmen sie ernst;
- Anziehhilfen besorgen, schwere Tassen, Spezialbesteck, Saugnäpfe für Teller und andere Hilfsmittel.

12. Frage: Welche Bewusstseinsstörungen unterscheiden Sie?

Das menschliche Bewusstsein beruht auf der Vernetzung der Großhirnfunktionen. Diese komplexe Struktur kann vielfältig gestört werden.

Formen der Bewusstseinsstörungen:
- Qualitative Bewusstseinsstörungen oder -Veränderungen
  - Bewusstseinstrübung bei Delir (akute Verwirrtheit), z.B. bei Benzodiazepin- oder Alkoholentzugsdelir,
  - Bewusstseinseinengung im Dämmerzustand z.B. nach einem großen epileptischen Anfall,
  - Bewusstseinserweiterung bei Schizophrenie, Manie oder durch Drogen bedingt.
- Quantitative Bewusstseinsstörung, Bewusstseinsminderung:
  - Benommenheit: Ist Auffassen, Denken und Handeln verlangsamt, Aufmerksamkeit gestört, Stimmung gereizt, Sprache undeutlich?
  - Somnolenz: Ist der Betroffene stark benommen, schläfrig, schwer erweck- und ansprechbar durch Anruf? Ist die Verständigung erschwert? Ist er zeitlich und örtlich desorientiert? Ist die Sprache kloßig, schleppend? Wechseln Apathie und Aggressivität?
  - Sopor oder tiefschlafähnliche Bewusstlosigkeit: Ist er nur durch starke Reize vorübergehend zu wecken? Reagiert er auf Schmerzreize mit motorischer Abwehr oder Lallen? Ist der Greifreflex erhalten?
- Bewusstlosigkeit oder Koma: Ist er reaktions-, bewegungs- und reflexlos?

Beobachtung und Dokumentation

Beobachten Sie die Bewusstseinsstörungen genau und dokumentieren Sie sie sorgfältig, um den Arzt bei der Diagnosefindung und der Therapie zu unterstützen.

13. Frage: Wie schätzen Sie die Bewusstseinsminderung nach der Glasgow-Coma-Scala ein?

Die Glasgow-Coma-Scala ist eine simple Skala, mit der sich die Schwere einer Bewusstseinsstörung abschätzen lässt.

Tabelle 1: Die Glasgow-Coma-Scala.

Beste motorische Reaktion	Beste sprachliche Reaktion	Augen öffnen	Punkte
Befolgt Aufforderung			6
– gezielt auf Schmerzreiz	Orientiert		5
– ungezielt auf Schmerzreiz	Desorientiert	Spontan	4
Beugt Arme, Beine			
– auf Schmerzreiz	Äußert sich unzusammenhängend	Auf Ansprache	3
Streckt Arme, Beine			
– auf Schmerzreiz	Laute	Auf Schmerzreiz	2
Keine Reaktion	Äußert sich nicht	Keine Reaktion	1

Die Bewertung erfolgt durch einfache Summierung der drei Punktgruppen:

15   Keine Bewusstseinsstörung

15–14   leichte Bewusstseinsstörung

13–9   mittelschwere Schädelhirnschädigung

8–3   schwere Schädelhirnschädigung mit Blutdruckabfall

(Über 7: leichtes, 7–6: mittelschweres, unter 6: tiefes Koma).

14. Frage: Welche Ursachen von Bewusstseinsstörungen kennen Sie?

- Schädel-Hirntrauma bei sub- oder epiduralem Hämatom mit zunehmender Verwirrtheit und Erinnerungsstörung (Amnesie)
- Schlaganfall bei Hirnblutung, seltener bei Hirninfarkt
- Zunehmender Hirndruck bei Hirntumor, -metastasen, -abszess, -blutung, -schwellung bei Infektionen wie Meningitis, Enzephalitis und Liquorabflussbehinderung bei Hydrozephalus (Wasserkopf)
- Dämmerzustand nach einem großen epileptischen Anfall
- Blutdruckabfall bei Herzrhythmusstörung, Lungenembolie
- Asthma-Anfall oder Blutverlust,
- Stoffwechselstörung bei Leber- oder Nierenversagen mit Elektrolytstörung (Natrium-Mangel), bei starker Dehydratation (Austrocknung), hohem Fieber oder Vitamin-B12-Mangel, auch bei Hypoglykämie und diabetischem Koma
- Toxisch bedingt durch Hypnotika, Neuroleptika, Antikonvulsiva, Alkohol oder durch Vergiftung mit Kohlenmonoxid, Schwermetallen oder Insektiziden
- Psychiatrisch bei Katatonie (Psychose) und Delir.

15. Frage: Welche Erste Hilfe leisten Sie bei Bewusstseinsstörungen?

Halten Sie zunächst die Atemwege frei, lagern Sie den Betroffenen flach in stabiler Seitenlage, den Kopf 30° hoch und wechseln Sie die Lage mindest alle ein bis zwei Stunden. Geben Sie Sauerstoff nach Verordnung, kontrollieren und dokumentieren Sie stündlich die Vitalfunktionen wie Atmung (evtl. ist Intubation nötig), Puls, Blutdruck und Temperatur, weil zentrales Fieber droht (bei Fieber: Eispackung bis zur Einweisung).

Beobachten Sie die Bewusstseinslage auch nachts. Achten Sie auf die Pupillen: Sind sie eng, weit, entrundet, seitengleich? Wie reagieren sie auf Licht? Spontan, verlangsamt, oder gar nicht? Verengt sich bei Belichtung einer Pupille auch die andere?

Pflegekräfte

- bilanzieren Flüssigkeits-Ein- und -Ausfuhr wegen der Gefahr der Austrocknung bei Fieber;
- überwachen Infusionen;
- helfen bei Erbrechen wegen der Aspirationsgefahr;
- führen alle Prophylaxen durch wegen Pneumonie- und Dekubitusgefahr;

- lassen den Betroffenen nie allein, beruhigen ihn oder bereiten bei Koma die Einweisung in die Intensivstation vor;
- beschleunigen die Einweisung bei Pulsverlangsamung und steigendem Blutdruck durch Hirndruckanstieg.

16. Frage: Bei welchen Symptomen vermuten Sie einen steigenden Hirndruck?

Bei einer Steigerung des Hirndrucks nehmen Bewusstseinsstörungen bis hin zum Koma, Kopfschmerzen, Nackensteifigkeit, Nüchternerbrechen, Unruhe, Pulsverlangsamung, Blutdruckanstieg, Streckspasmen, Lähmungen, Atemstörung (Cheyne-Stokes-Atmung) zu, weil der Hirnstamm im Hinterhauptloch eingeklemmt wird.

Eine Operation zur Druckentlastung ist dringend notwendig. Bis zur OP verabreichen Sie nur wenig zu trinken, achten auf eine natriumarme Kost, sorgen Sie für eine Mund- oder evtl. PEG-Pflege, helfen Sie beim Erbrechen, überwachen Sie die Vitalfunktionen und beruhigen Sie den Betroffenen.

17. Frage: Was beachten Sie bei Ess-Störungen?

Ursache einer Ess-Störung kann eine Kaustörung sein. Diese wiederum kann auftreten bei Herpes, Soor, Druck durch Prothese, Schluckstörung (bei Halsentzündung), Atemnot, Parkinson, Demenz mit Aspirationsgefahr. Anticholinergika führen zu trockenem Mund, Neuroleptika zu Zungen- und Schlundkrämpfen.

Pflegekräfte reichen das Essen (nur kurz passierte Kost), lassen die Prothese durch Zahnarzt überprüfen; setzen den alten Menschen bei Schluckstörung aufrecht hin, dicken Getränke mit Joghurt, Pudding oder Brei ein, oder verabreichen Astronautenkost. Sie benutzen keine Schnabeltasse, sondern Saugrohr bei Saugreflex.

Bei einer Nahrungsverweigerung mit der Gefahr des Anorexie-Kachexie-Syndroms versuchen Pflegekräfte, die Ursache zu klären: Verweigert der alte Mensch nur vorübergehend die Nahrung, isst er unbeobachtet? Vergisst er das Essen, verwechselt er Speisen, weil er wegen seiner fortschreitenden Demenz schlecht riecht oder ist er lebensmüde, hoffnungslos und will sich suizidal mit Hungern erlösen? Hat er einen Vergiftungswahn oder eine Schluckstörung? Plagen ihn Übelkeit oder Schmerzen beim Kauen, weil die Prothese drückt? Ekelt er sich vor unsauberen Pflegekräften oder will er Zuwendung erzwingen?

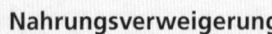

Nahrungsverweigerung

Beachten Sie: Einwilligungsfähige Klienten dürfen das Essen verweigern. Das Zuhalten der Nase, um den Schluckreflex zu erzwingen, ist eine Misshandlung! Wenn ein Schwerkranker am Waschlappen saugt, gilt dieses Verhalten als Äußerung seines mutmaßlichen Willens, dass er trinken will.

Betreuer, Arzt, Angehörige und Heimleiter müssen informiert werden. Sie akzeptieren die Nahrungsverweigerung, solange der Betroffene ausreichend trinkt. Überdies können die Pflegekräfte einen Dreistufenplan einhalten:

1. Sorgen Sie für Mundpflege, Gewohnheiten, Wunschkost, Trinkplan, Bewegung, Hilfsmittel und Mahlzeiten in der Gemeinschaft.
2. Reichern Sie die Nahrung mit Lieblingsgetränk oder Zusatznahrung an.
3. Ernähren Sie zuletzt enteral (rektal, nasal, PEG) oder ZVK.

Bei einem Anorexie-Kachexie-Syndrom wird der Betroffene schwach und gebrechlich (Frailty). Die Gefahr von Stürzen wächst. Durch die Hypoglykämie wird er zudem unruhig, verwirrt und aggressiv. Bei einer Trinkverweigerung droht innerhalb von 24 Stunden ein Nierenversagen.

18. Frage: Was wägen Sie vor der Entscheidung zu einer PEG ab?

Indikationen für eine PEG sind Schluckstörungen nach Schlaganfall, bei Demenz (besonders bei Ruhigstellung mit Neuroleptika), bei Parkinson, bei Amyotropher Lateralsklerose, bei MS, Ösophaguskrebs und Kachexie.

Eine PEG ist sicher, schonend, schützt vor Verhungern und Verdursten und der Betroffene bleibt mobil. Wenn er mit einer PEG aus der Klinik kommt, sollte Essen und Trinken zusätzlich angeboten werden. Die PEG kann gezogen werden, wenn der Betroffene wieder schluckt oder unumkehrbar im Sterben liegt. Die Anlage einer PEG ist verboten bei Blutungsneigung, Aszites oder Ileus, wenn es die Patientenverfügung ablehnt oder wenn durch diese Maßnahme Personal eingespart werden soll. Die Ernährung mit einer PEG ist keine Zuwendung, macht kein Sättigungsgefühl und verhindert nicht Infekte, Durchfall, Mangelernährung, Pneumonie, Dekubitus oder Unruhe mit der Gefahr einer Fixierung. Eine PEG kann den Sterbeprozess verlängern.

Entscheidung pro oder contra
Einwilligungsfähige Menschen können sich für oder gegen eine PEG entscheiden. Bei Einwilligungsunfähigen ist die Patientenverfügung oder Vorsorgevollmacht verbindlich. Wenn diese Dokumente fehlen, sind Angehörige nach dem mutmaßlichen Willen des Betroffenen zu befragen. Wenn
sie ihn nicht kennen oder es keine Angehörige gibt, sollte ein Ethik-Konsil
die Wertvorstellungen des Betroffenen abwägen. Erst zuletzt entscheidet
das Vormundschaftsgericht.

19. Frage: Wie helfen Sie bei Gangstörungen?

Zunächst sollten Sie aufgrund von sorgfältiger Beobachtung im Stehen und Gehen
folgende Gangstörungen unterscheiden können:
• Akinetische bei Start-Stopp-Problemen infolge Parkinson mit kleinschrittigem,
  schlürfendem Gang
• Spastische bei Hemiparese nach Schlaganfall mit halbseitig zirkumduzierendem
  Gang und Amyotropher Lateralsklerose
• Ataktischer Gang oder Ataxie (Seemannsgang) bei Kleinhirnerkrankungen, Hin-
  terstrangschädigung des Rückenmarks bei MS oder funikulärer Myelose (Vitamin-
  B12-Mangel), oder Schwindel bei Innenohrschädigung oder starke Sedierung mit
  Neuroleptika oder Benzodiazepinen
• Plötzlich einschießende Gangstörung bei Chorea
• Hinken oder Steppergang bei Wadennervlähmung und
• Watschelgang bei Hüftschäden.

Lassen Sie die Ursachen klären, behandeln und sorgen Sie für Gehhilfen, denn
Gangstörungen können zu Fallneigung und Stürzen führen.

20. Frage: Wie helfen Sie bei neurologisch bedingter Inkontinenz?

Neurologisch bedingte Blasenstörungen sind
• Dranginkontinenz durch Detrusor-(Blasenmuskel-)Überaktivität bei Stirnhirn-
  (Demenz) oder Stammganglienschädigung (Parkinson, z.B. durch Neuroleptika)
  bedingt, auch zerebral enthemmte Blase genannt. Der Harndrang ist unwider-

stehlich, Wasserlassen gehäuft. Im Alter kommen Blasenwandreizung (Reizblase) durch Entzündungen, Prostata-Adenom oder Diuretika hinzu. Pflegekräfte sorgen für Toiletten-, Geh- und Ausziehtraining, Nachtstuhl, Hosen-Klettverschluss, Wickelkleid, Vorlagen oder Urinal, verhindern Kaffee, Schwarztee, Alkohol, markieren und verkürzen den Weg zur Toilette und lassen Spasmex® oder uri-Vesc® (besser als Oxybutynin®) verordnen.

- Detrusor-Sphinkter-Dyskoordination (spastische Blase, weil sich Blasenmuskel und Sphinkter gleichzeitig zusammenziehen) mit Dranginkontinenz und manchmal Harnverhalt, bedingt durch Halsmarkschädigung z. B. bei MS. Bei nicht dementen Personen kann intermittierendes Selbstkatheterisieren geübt werden, bei manchen hilft Trospiumchlorid (Spasmex®).
- Detrusor-Hypokontraktilität bei diabetischer Polyneuropathie führt zu Harnverhalt mit viel Restharn und Überlaufinkontinenz. Wenn er sich nicht mehr selbst katheterisieren kann, ist suprapubische Drainage nötig, manchem hilft Ubretid®.
- Nicht neurologisch bedingt sind Belastungs- (Stress-) Inkontinenz infolge Beckenbodenschwäche und obstruktive Überlauf-Inkontinenz bei BPH (benigne Prostata-Hypertrophie) bei 3/4 der alten Männer mit Entleerungsstörung, Harndrang bei Restharnbildung mit Harnverhalt. OP oder Stent sind erforderlich.

Stuhlinkontinenz kann durch die gleichen neurologischen Erkrankungen wie bei Harninkontinenz verursacht sein. Beobachten Sie daher den Zeitpunkt der Stuhlentleerung und bringen Sie den Klienten regelmäßig nach dem Essen oder nach warmen Getränken zum WC. Bei Kotschmieren (oft durch Kotballen im Rektum) motivieren Sie ihn, sich zu waschen. Gegen Verstopfung sorgen Sie für Ballaststoffe, Leinsamen, viel Trinken, Bewegung, Colonmassage, evtl. Macrogol®. Nehmen Sie Ihren eigenen Ekel ernst und helfen Sie sich mit Lüften und Duftstoffen.

21. Frage: Wie helfen Sie bei Lähmungen?

Die Bewegungseinschränkung kann unvollständig (Parese, Schwäche) oder vollständig (Plegie) sein.
Bei spastischer oder zentraler Lähmung infolge Schädigung des 1. Neurons (von der vorderen Zentralwindung bis zum Rückenmark) bei Schlaganfall, Schädelhirntrauma oder MS, sind Reflexe und Widerstand bei passiver Bewegung gesteigert, die Muskeln atrophieren nicht. Sorgen Sie für physiotherapeutische Übungen, Hilfsmittel und lassen Sie evtl. Baclofen® (Lioresal®) oder Tetrazepam® (Musaril®) verordnen.

Bei schlaffer oder peripherer Lähmung infolge Schädigung des 2. Neurons (Rücken-mark und periphere Nerven) bei MS, Querschnittslähmung oder Polyneuropathie, kommt es zu Muskelschwund und die Reflexe fehlen. Sorgen Sie für eine korrekte Lagerung und passive Bewegungsübungen.

Einige weitere Lähmungen sollten Sie ebenfalls kennen:

• Die Monoparese eines Armes oder Beines ist die Folge eines Hirn- oder Rücken-marksinfarktes oder der Schädigung eines peripheren Nervs bei Polyneuropathie.

• Eine Hemiplegie (Halbseitenlähmung) wird durch Hirninfarkt, -tumor, -blutung oder -verletzung verursacht.

• Als Paraparese bezeichnet man die Lähmung beider Arme oder beider Beine nach einer Querschnittslähmung.

22. Frage: Wie helfen Sie bei Schlafstörungen?

Die Schlafqualität, ein erholsamer Schlaf, ist wichtiger als die reine Schlafdauer. Es gibt viele Menschen, die keine acht Stunden schlafen müssen. Zudem nimmt die Schlafdauer ohnehin im Alter ab. Neben der reinen Schlafdauer kann eine Reihe von Störungen einen guten Schlaf sehr beeinträchtigen.

Eine vermehrte **Schlafneigung** kann die Folge von Schlafapnoe (wiederholte Schlaf-aussetzer und lautes Schnarchen) bei COPD oder Übergewicht, von Schlafattacken bei Narkolepsie, von schwerer Depression oder von Alkohol- oder Schlafmittelsucht sein. Pflegekräfte sind hier aufgerufen, die Ursachen klären und behandeln zu lassen.

Insomnien sind Einschlafstörungen bei Schmerzen, Stress, Sorgen, Lärm, Juckreiz, Schwitzen, durch Arznei (aktivierende Antidepressiva, Thyroxin, Diuretika, koffein-haltige Schmerzmittel) oder Durchschlafstörungen mit Früherwachen bei Depres-sion, Herzschwäche und Pollakisurie bei Prostata-Adenom. Pflegekräfte können die Ursachen behandeln lassen und zunächst für angenehme Bedingungen sorgen (Ruhe, Dämmerlicht, bequemes Bett, saugfähige Nachtwäsche, Frischluft). Pflege-kräfte können Einschlafrituale (z. B. Musik) initiieren oder in einem ruhigen Gespräch Angst und Sorgen mindern. Es ist auch eine Aufgabe der Pflegekräfte, Stress zu vermeiden oder atemstimulierend einzureiben.

Ein guter Schlaf kann nicht erzwungen werden, aber es gibt einige Tipps, die den Schlaf fördern:

• im Bett nicht fernsehen,

• immer zur gleichen Zeit ins Bett gehen/bringen,

• nur eine halbe Stunde Mittagsruhe erlauben,

- tagsüber mit Bewegung und Anregungen ermüden,
- hilfreich sind warme Milch, Melissentee, ein kleiner Imbiss, ein warmes Fußbad oder Wickel.

Wichtig ist auch die Schmerzlinderung, die eingeleitet wird mit Baldrian, Hopfen, Melisse, Mirtazapin® oder Circadin® bei Depression. Benzodiazepine (außer Midazolam®, Dormicum® für drei bis vier Wochen), Zoplicon® und Zolpidem® können süchtig machen.

Auffälligkeiten im Schlaf wie das Restless-legs-Syndrom sind mit Antiparkinsonmitteln, Wadenkrämpfe mit Magnesium® und Zähneknirschen mit Gesprächen zu behandeln.

Störungen des **Schlaf-Wach-Rhythmus** (nächtliche Unruhe bei Schlafneigung tagsüber) ist bei Demenz ein häufiges Phänomen, das sich durch ausreichende Bewegung tagsüber bessern lässt.

23. Frage: Welche Schmerzformen unterscheiden Sie und wie gehen Sie damit um?

Man unterscheidet zwischen
1. akutem und
2. chronischem Schmerz

Der chronische Schmerz ist dadurch gekennzeichnet, dass er über sechs Monate anhält oder rezidiviert. Er wird differenziert in eine

- chronische Schmerzstörung mit somatischen und psychischen Faktoren, die Schweregrad und Aufrechterhaltung der Schmerzen beeinflussen;
- anhaltende somatoforme Schmerzstörung im Kopf oder Rücken; diese Störung ist körperlich nicht vollständig, sondern oft durch eine somatisierte Depression erklärbar.

Der sog. **Nozizeptorschmerz** entsteht durch Reizung der Schmerzsensoren. Er ist als Entzündungsschmerz ein Oberflächen- (belastungsabhängig) oder Tiefenschmerz (pochend, bohrend, bewegungsabhängig bei Knochenmetastasen) oder ein spastischer, viszeraler oder Eingeweideschmerz, der kolik- oder krampfartig nur durch Spasmolytika zu lindern ist.

Neuropathische Schmerzen entstehen durch Nervenschädigung, z. B. bei Polyneuropathie, Querschnittslähmung, als sympathisch unterhaltener Schmerz (bei Sudeck oder als Postzoster-Schmerz) und als Neuralgien (z. B. Trigeminusneuralgie), die z. B. besser auf Gabapentin® ansprechen als auf Opioide.

Pflegekräfte bemühen sich bei allen Schmerzen um Ursachenklärung und um kausale und palliative Schmerzlinderung mit

* Lagerung,
* Wärme-Anwendungen,
* Physio-, Ergo- oder Psychotherapie,
* Entspannungsübungen,
* Abbau von Angstvermeidung und Aktivitätsaufbau,
* Naturheilkunde,
* unschädlichen Schmerzmitteln (z. B. Opioide, Antidepressiva) und vor allem
* mit Beziehungspflege, d. h. mit intensiver Zuwendung mit verständnisvollen und einfühlsamen Gesprächen.

Unnötige Schmerzen

Ein erschreckender Fakt ist, dass ein Drittel der Schmerzpatienten in Heimen keine Analgetika erhalten. Es gibt also viele alte Menschen, die Schmerzen verspüren, denen aber niemand bei der Schmerzlinderung beisteht. Sie sollten deshalb auch die Schmerzeinschätzungsskalen kennen und einsetzen.

24. Frage: Wie helfen Sie bei Kopfschmerzen?

An Kopfschmerzen leiden ältere Menschen etwas seltener als Jüngere. Dennoch müssen Sie als Pflegekraft das Verhalten der Ihnen anvertrauten Menschen sorgfältig beobachten und die Ursachen abklären lassen.

Primär akute Kopfschmerzen können durch Meningitis, Enzephalitis, Hirnblutung entstehen.

* Rezidivierende Kopfschmerzen können auf eine Migräne (am zweithäufigsten) hinweisen oder auf eine Trigeminusneuralgie, eine Blutdruckkrise oder Glaukomanfall.
* Chronische Kopfschmerzen können durch Stress (Spannungskopfschmerz) oder durch Hirntumoren oder Hirnabszesse entstehen.

Sekundäre Kopfschmerzen werden häufig durch HWS-Syndrom, Sinusitis, fieberhafte Infekte, Depressionen, Schädel-Hirntraumata oder durch Alkohol- und Schmerzmittelabhängigkeit hervorgerufen.

Der **Spannungskopfschmerz** strahlt vom Nacken bis zur Stirn aus, ist bohrend oder drückend und wird oft durch Angst, Depression oder Lärm ausgelöst. Sie können hier mit Entspannungsübungen, Akupunktur, Fußreflexzonenmassage, Wärme im Nacken, Paracetamol® oder ASS® helfen. Als Vorbeugung eignet sich Amitriptylin®.

Migräne ist ein einseitiger, pochender Kopfschmerz, oft mit Übelkeit, Licht- und Lärmempfindlichkeit einhergehend. Anstrengung verschlimmert die einseitige Mangeldurchblutung. Bei leichter Migräne hilft Paracetamol®, bei schwerer Sumatriptan® oder Almotriptan (Almogran®), gegen Übelkeit MCP® oder Motilium® und zur Vorbeugung ß-Blocker oder Ergenyl®.

Der sog. **Cluster-Kopfschmerz** oder das Horton-Syndrom sind anfallsartige halbseitige Kopfschmerzen, oft nachts für zwei Stunden. Besonders auffällig ist hier das hängende Augenlid, die enge Pupille und ein rotes, tränendes Auge. Als Medikament hat sich Sumatriptan® s. c. bewährt. Vorbeugend hilft Verapamil® (Isoptin®).

Ein schlagartig auftretender heftiger Kopfschmerz erfordert die sofortige Einweisung ins Krankenhaus, denn er kann ein Symptom für einen Schlaganfall oder eine Subarachnoidalblutung sein.

25. Frage: Wie helfen Sie bei Schwindel?

Lassen Sie zunächst die Ursachen klären, damit Sie die Symptome eindeutig zuordnen können.

- Eine **Innenohrschädigung** kann zu folgenden Symptomen führen:
  - Drehschwindel mit Übelkeit und Fallneigung (z.b. bei Morbus Menière: Anfälle von Schwindel, Tinnitus, Schwerhörigkeit),
  - Schwankschwindel: der Boden scheint zu schwanken,
  - Liftschwindel: das Gefühl, gehoben zu werden.
- **Augenmuskellähmungen** bedingen Doppelbilder,
- **Blutdruckschwankungen** rufen den sog. Benommenheitsschwindel hervor.

Sorgen Sie für eine ursächliche Behandlung und darüber hinaus für Gleichgewichtsübungen, ausreichenden Schlaf, sowie evtl. für Durchblutungsmittel. Aber auch für Mittel gegen die Übelkeit, wie Vomex A® oder Vertigo-Vomex®.

26. Frage: Wie gehen Sie mit Sensibilitätsstörungen um?

Als Sensibilitätsstörungen bezeichnet man veränderte Wahrnehmungen von Sinnesreizen. Zu unterscheiden sind:

- **quantitative** wie Fehlen (Anästhesie), Herabsetzung (Hypästhesie) und Steigerung (Hyperästhesie) der Sensibilität;
- **qualitative** (Dysästhesie) wie andersartige Wahrnehmung, z.B. ungenaue Reizlokalisation wie dumpfe Schmerzen;
- **dissoziierte** Störungen der Schmerz-, Temperaturempfindung bei erhaltener Tiefensensibilität bei Rückenmarksschädigung;
- **Parästhesien** sind subjektive Missempfindungen oder durch Nervenreize bedingtes Kribbeln, Ameisenlaufen.

Vorgehen

Ärzte prüfen den Tast-, Lage- (Tiefensensibilität mit vibrierender Stimmgabel), Temperatur- und Schmerzsinn sowie die Ausdehnung der Hirn-, Rückenmarks- oder peripheren Nervschädigung.

Pflegekräfte nehmen die Ängste der Pflegebedürftigen ernst und lassen die Ursache behandeln. Sorgen Sie für eine gute Dekubitusprophylaxe, für Vitamin-B-Gaben bei Polyneuropathie und eine evtl. OP bei einem Karpaltunnelsyndrom.

27. Frage: Wie können Sie eine Sturzneigung verhindern?

Die Sturzneigung ist im Alter ein natürliches Lebensrisiko. Als Pflegekraft müssen Sie hier für eine Sturzprophylaxe sorgen:

Sie erfassen die individuellen Risiken des alten Menschen wie

- Schwindel nach Schlaganfall, TIA, Parkinson, MS, Polyneuropathie,
- Seh- und Gehstörungen,
- Verwirrtheit bei Delir oder Demenz,
- Ohnmachtsneigung bei Unterzuckerung,
- Blutdruckschwankungen,
- Herzrhythmusstörungen,
- Dranginkontinenz,
- Angst vor Stürzen,
- zu viele Schlafmittel und Neuroleptika.

Achten Sie auch auf die Umgebung: schlechte nächtliche Beleuchtung, lose Teppiche, Kabel, glatte oder nasse Fußböden, herumstehende Möbel, Bettgitter, nicht passende Schuhe oder falscher Umgang mit Gehstützen, Rollatoren oder Rollstühlen können die Sturzneigung erheblich erhöhen. Entwickeln Sie gemeinsam mit dem Pflegebedürftigen einen individuellen Maßnahmenplan:

- Analysieren Sie die Sturzursachen.
- Dokumentieren Sie jeden Sturz sorgfältig im Sturzprotokoll.
- Motivieren Sie ihn zu täglichen Gleichgewichts-, Aufsteh-, Geh- und Kraftübungen,
- Trainieren Sie den Umgang mit Hilfsmitteln.
- Sorgen Sie für die Erhöhung des WC-Sitzes, für Haltegriffe in Bad und Toilette, für Stühle mit Armlehnen, für gute Beleuchtung, für Dämmerlicht in der Nacht, rutschfeste Matten.
- Sorgen Sie dafür, dass Vierpunktstock, Rollator oder Bett-Halbgitter, die das Festhalten beim Aufstehen ermöglichen und keine vormundschaftsrichterliche Genehmigung benötigen, vorhanden sind.
- Setzen Sie Hüft-Protektoren ein. Diese schützen bei leichter Osteoporose vor Oberschenkelhalsbrüchen.
- Vermeiden Sie eine Fixierung (Freiheitsentzug). Eine Sturzgefahr darf nicht der häufigste Grund für eine Fixierung bleiben.
- Überwachen Sie die Medikamenten-Einnahme und dokumentieren Sie die Nebenwirkungen.

Krankheiten des Gehirns: Schlaganfall, Stroke, Apoplektischer Insult

28. Frage: Wie erkennen Sie einen Schlaganfall?

Ein Schlaganfall ist eine Hirnschädigung durch einen Gefäßverschluss oder eine Blutung ins Gehirn. Jährlich erkranken daran 100 000 bis 200 000 Menschen in der Bundesrepublik. Der Schlaganfall ist dritthäufigste Todesursache, bei Über-75-jährigen Frauen sogar die zweithäufigste.

Symptome eines Schlaganfalls:

- Halbseitenlähmung (Hemiplegie) oder halbseitige Schwäche (Hemiparese) mit Fallneigung zur Lähmungsseite. Der Haltetonus ist anfangs schlaff, später erhöht (spastisch) mit Kontrakturgefahr. Als »Tabakblasen« wird die Vorwölbung der Wange beim Ausatmen infolge einer Gesichtsnerv-(Facialis-)Lähmung bezeichnet.

Im Sitzen ist der Körper zur Lähmungsseite geneigt. Es kommt zu Störungen des Sprechens, Kauens, Schluckens und des Atmens (Pneumoniegefahr). Außerdem tritt häufig eine halbseitige Störung der Temperatur- und Berührungsempfindlichkeit auf, ebenso wie Gesichtsfeldausfälle, Störungen des Riechens, Schmeckens, Gleichgewichts und seltener des Hörens mit Ohrgeräuschen.

- Hirnwerkzeugstörungen wie Aufmerksamkeits-, Erkennens- (Agnosie) und Merkstörungen. Dazu kommen bei Schädigung
  - der dominanten Hirnhälfte (der linken bei Rechtshändern): Sprachstörung. Von der anfangs globalen Aphasie bleibt meist die motorische (er kann nicht sprechen), weil sich die sensorische Aphasie (er kann nicht verstehen) zurückbildet. Bei einer Apraxie kann der Betroffene Bewegungsfolgen nicht bewusst steuern und Gegenstände nicht korrekt gebrauchen;
  - der nicht dominanten Hirnhälfte (Rechtshirnsyndrom): räumliche Orientierungsstörung, Handlungsunfähigkeit, Erinnerungsverlust für nicht sprachliche Kommunikation und Vernachlässigung (Hemineglect) der Seh-, Hör- und Tastwahrnehmung. Der Betroffene beachtet die Lähmungsseite nicht, erkennt die Ausfälle nicht als eigene Erkrankung (Anosognosie), stößt sich und fällt zur Lähmungsseite (Pusher-Symptomatik). Da der Intellekt stärker eingeengt ist als bei Schädigung der dominanten Hirnhälfte dauert Rehabilitation länger.
- Vegetative Störungen wie Schwitzen, Herzrhythmusstörungen, Anstieg von Blutdruck, Blutzucker, Dranginkontinenz.
- Psychische Störungen: Wahrnehmungs-, Konzentrations-, Gedächtnis-, Anpassungs-, Antriebs-, Motivationsstörungen, Gefühlsschwankungen (Affektlabilität) und Verwirrtheit. 30 bis 50 % der Betroffenen entwickeln eine post-stroke-depression.
- Soziale oder Beziehungsstörungen erklären sich aus den Sprachstörungen, da Kontakte schwinden. Die Betroffenen leiden unter dem Gefühl, nicht mehr gebraucht zu werden, zur Last zu fallen, wenn sie die Mehrbelastung der Angehörigen erkennen. Aus Angst vor der Abhängigkeit versuchen sie oft aggressiv, unabhängig zu bleiben.

29. Frage: Wie unterscheiden Sie die akute zerebrale Ischämie von einer Hirnblutung?

Ein ischämischer Hirninfarkt entsteht zu 60 % durch Gefäßverschluss, zu 20 % durch Embolien (aus dem Herzen bei Herzrhythmusstörungen). Der häufige Verschluss großer Gefäße (Makroangiopathie) führt zu Territorial-Infarkten mit oft bleibender Pflegebedürftigkeit. Der Verschluss kleiner Gefäße (Mikroangiopathie) zu lakunären Infarkten mit geringeren Folgen. Die betroffenen Hirnteile sterben ab (Enzephalomalazie). Pflegekräfte erkennen einen Hirninfarkt an langsamer Entwicklung der Hemiplegie bei meist klarem Bewusstsein und oft normalem Blutdruck. TIA-Zustände gehen oft voraus.

Eine intrazerebrale Blutung entsteht bei etwa 15 bis 20 % der Fälle durch die Ruptur eines Hirngefäßes bei hohem Blutdruck oder durch eine Subarachnoidalblutung bei einem Aneurysma (Gefäßausbuchtung) einer Hirnbasisarterie. Die Symptome treten oft plötzlich nach Anstrengung auf. Heftige Kopfschmerzen und Bewusstseinstrübung sind alarmierende Zeichen. Die Stroke Unit klärt die Ursachen.

30. Frage: Warum sollten Sie den Schlaganfallpatienten schnell in eine Stroke Unit einweisen lassen?

Weil bei einem Hirninfarkt eine Thrombolyse durch i.v.-Gewebeplasminogen-Aktivator (mit rt-PA Actilyse®) innerhalb von drei bis viereinhalb Stunden (time is brain) nach dem Hirninfarkt die Symptome fast vollständig beseitigen kann und weil sich bei einer Hirnblutung der Blutdruck langsam normalisiert und ein erhöhter Hirndruck z.B. mit Schädeleröffnung behandelt werden kann.

Die schnelle Einweisung ermöglicht die Intensivüberwachung, evtl. eine Beatmung, Behandlung von Herzinsuffizienz, Diabetes, Fieber und Komplikationen. Bobath-Lagerung, Krankengymnastik, Logopädie, PEG bei Schluckstörung, suprapubischer Katheter bei Inkontinenz und Prophylaxen (regelmäßiges Umlagern zur Dekubitus-, Heparinisierung zur Thrombose-, Bewegungsübungen zur Kontrakturprophylaxe) ermöglichen Früh-Rehabilitation.

Individuelle Pflege nach ABEDL

31. Frage: Wie kommunizieren Sie bei motorischer Aphasie?

Versuchen Sie, den Aphasiker zu verstehen. Sprechen Sie normal (nicht in der Kindersprache) in kurzen, einfachen Sätzen, nicht laut (er ist nicht schwerhörig). Stellen Sie keine Entweder-Oder-Fragen, sondern Fragen, die sich mit »Ja«- oder »Nein«-Kopfbewegungen beantworten lassen.

Wenn der Betroffene zunächst keine Worte versteht (sensorische Aphasie), wiederholen Sie die Worte mit Gesten und Mimik. Wenn der Betroffene nicht sprechen kann, ermutigen Sie ihn, täglich unter logopädischer Anleitung zu üben. Lassen Sie ihm Zeit, zu antworten, ohne ihn zu verbessern. Wenn Nachsprechversuche nicht klappen, stellen Sie die Übung ein. Wenn der Betroffene nicht lesen und schreiben kann, sind Sprechtafeln und groß gedruckte Zeitungen hilfreich. Bei einer Schädigung der nicht dominanten Hirnhälfte versteht der Betroffene nonverbale Signale nur schwer.

32. Frage: Wie fördern Sie die Bewegung mit der Bobath-Methode?

Die spastikhemmende Lagerung nach Bobath reguliert den Muskeltonus gegen die Muskelspannung (Spastik), z. B. mit Händefalten. Die Bobath-Methode regt an und bessert die Wiederherstellung.

Lagern Sie den Pflegebedürftigen bequem und schmerzfrei, sodass jede Pflegehandlung, jedes Ansprechen, von der gelähmten zur gesunden Seite ausgeführt und die gelähmte Seite einbezogen wird. Stellen Sie Nachtschrank und Besucherstuhl an die gelähmte Seite und lagern Sie den Betroffenen im Bett so, dass er mit der gesunden Seite an der Wand liegt. Sollte er sich dagegen wehren, so sprechen Sie mit ihm zumindest eine zeitweilige Lagerung dieser Art ab.

Eine Lagerung nach Bobath allein reicht aber nicht aus. Entscheidend ist das tägliche Training durch Physiotherapeuten, um den normalen Muskeltonus, die Bewegungs- und Haltungsreflexe anzubahnen, pathologische Reflexe zu unterdrücken und sich an der Lebenswelt zu orientieren (vgl. Frage 27).

Angehörige müssen zur richtigen Lagerung angeleitet werden. Hilfreich sind hier Informationen der Deutschen Schlaganfallhilfe, Postfach 104, 33311 Gütersloh.

33. Frage: Warum ist eine frühzeitige Bewegungstherapie so wichtig?

Sie können vom ersten Tag nach dem Schlaganfall an die gelähmte Seite unterstützen und den Betroffenen motivieren, sich zweimal täglich aktiv zu bewegen. Er kann
• mit der gesunden Seite den gelähmten Arm und Fuß heben,
• sitzen,
• sein Gleichgewicht üben und
• mit Hilfe aufstehen und gehen.

Behindertenhilfen wie Rollator, eine Schiene gegen Spitzfuß oder ein hoher Hirtenstock erleichtern die Selbstständigkeit. Erfolgreich sind auch die Bewegungsvorstellung, oder ein Spiegel-, Videotraining zu Hause.

Der Kranke kann wie ein Einarmiger allein essen, zum Wasserlassen den Nachtstuhl benutzen, sich möglichst allein waschen und anziehen, sich mit Gesten oder mit Aufschreiben einzelner Worte verständlich machen. Pflegekräfte schützen ihn vor dem Gefühl, nur noch eine Last zu sein.

Die Bewegungs-Aktivierung ist die beste Prophylaxe gegen Pneumonie, Thrombose, Dekubitus und Spastik mit Beugekontraktur, Sturzgefährdung, Harnwegsinfekte, Inkontinenz, Isolation, Hilflosigkeit und Depression.

34. Frage: Welche Erste Hilfe leisten Sie, um die vitalen Funktionen aufrechtzuerhalten?

Sie müssen von einem Schlaganfall ausgehen, wenn ein Pflegebedürftiger bei der Aufforderung, beide Arme zu heben, nur einen hebt und nicht spricht. Und selbstverständlich müssen Sie von einem Schlaganfall ausgehen, wenn Sie Ihren Klienten bewusstlos vorfinden.

Gehen Sie wie folgt vor:

- Legen Sie den Bewusstlosen in die stabile Seitenlage.
- Entfernen Sie die Zahnprothese.
- Rufen Sie sofort den Notarzt.
- Überwachen Sie die Vitalwerte (Atmung, Bewusstsein, Blutdruck, Puls, Pupillenreaktion, Temperatur, Ausscheidung).
- Lassen Sie den Betroffenen nicht allein, beruhigen Sie ihn, lockern Sie enge Kleidung und sorgen Sie für Frischluft.
- Informieren Sie die Angehörigen.
- Bereiten Sie die Verlegung in eine Stroke Unit vor und dokumentieren Sie alle Maßnahmen.

35. Frage: Wie motivieren Sie zur Selbstpflege?

Halbseitengelähmte können sich als Einarmige zunächst mit Hilfe, bald auch selbstständig, auch im Intimbereich, waschen und abtrocknen. Als Pflegekraft sollten Sie hier Waschrituale und Schamgefühl beachten. Sorgen Sie für entspannende Massagen. Wenn unangenehme Gerüche durch Schweiß, Speichelfluss oder Inkontinenz stören, können Sie darüber reden, ob die Wäsche gewechselt werden muss oder Parfum benutzt werden soll.

36. Frage: Wie helfen Sie dem Betroffenen, sich selbst an- und auszuziehen?

Ein Schlaganfallpatient braucht Kleidung, die leicht zu öffnen ist (Klettverschluss) und die er leicht an- und ausziehen kann. Die Kleidung sollte wegen der Schweißneigung luftdurchlässig und saugfähig sein. Helfen Sie diesen Menschen vom ersten Tag an dabei, sich allein aus- und später auch anzuziehen und die Wäsche zu wechseln. Besorgen Sie Hilfsmittel zum Knöpfen und Anziehen von Strümpfen oder Schuhen und beachten Sie die individuellen Vorlieben.

37. Frage: Wie pflegen Sie bei Dranginkontinenz?

Zur Vorbeugung sollten Sie den Betroffenen möglichst am ersten Tag auf den Toilettenstuhl setzen (er kann auf einem Bein stehen), ein individuelles Toilettentraining durchführen, evtl. verordnetes Spasmex® geben. Beachten Sie die individuellen Ausscheidungsgewohnheiten und das Schamgefühl. Sorgen Sie für ballaststoffreiche Kost, reichliches Trinken und Bewegung, um den Stuhlgang zu regulieren. Bei bettlägerigen Inkontinenten sollten Sie die Haut wegen der Ekzem- und Dekubitusgefahr sorgfältig pflegen. Erklären Sie den Gebrauch von Inkontinenzhilfsmitteln. Lassen Sie einen suprapubischen Dauerkatheter anlegen, wenn die Blasenentleerungsstörung anders nicht beherrschbar ist.

38. Frage: Wie pflegen Sie bei Schluckstörungen?

Wenn beim Schlucktest (Trinken von 50 ml Wasser) Husten oder Heiserkeit auftreten, besteht eine Aspirationsgefahr. In diesem Fall sollten Sie nur aufrecht sitzend essen lassen und den Betroffenen in Ruhe schlucken und Reste abhusten lassen. Evtl. müssen Sie die Wangentaschen leer räumen oder absaugen (was unangenehm ist). Getränke können mit Gelatine eingedickt oder langsam in die Wangentasche gespritzt werden.

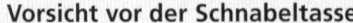

Vorsicht vor der Schnabeltasse

Beachten Sie: Das Trinken mit einer Schnabeltasse führt eher zum Verschlucken als wenn der Betroffene einen Strohhalm benutzt. Sorgen Sie für logopädisches Schlucktraining.

Bei Bewusstseinstrübung und Schlucklähmung ist für wenige Tage eine Nasensonde nötig, danach eine PEG oder i. v.-Ernährung, die der Zustimmung des Erkrankten bedarf. Wenn er sich nicht äußern kann, entscheidet die Patientenverfügung oder Vorsorgevollmacht. Wenn diese fehlen, sollten die Angehörigen den mutmaßlichen Willen mitteilen. Wenn dieser Wille nicht erfahrbar ist, sollte ein Ethik-Konsil nach Patientenwohl entscheiden.

Wenn der Betroffene wieder schlucken kann, kann er einhändig, zuerst vor dem Spiegel allein essen und trinken. Spezialbestecke für Behinderte erleichtern ihm die Selbstständigkeit. Essgewohnheiten, Lieblingsspeisen und Temperatur sind zu beachten. Eine gute Mund- und Gebisspflege beugen Mund- und Ohrspeicheldrüsenentzündung (Parotitis) vor. Das Anbieten der Lieblingsgetränke kann vor einer Austrocknung schützen.

39. Frage: Wie helfen Sie dem Schlaganfallpatienten, ruhen, schlafen und sich entspannen zu können?

Sie können Nachtstuhl und Notfallmedikamente bereitstellen, für Frischluft und Dämmerleuchte sorgen sowie zweistündlich umlagern. Unterstützen Sie das Einschlafen mit einem beruhigenden Gespräch, Einschlafritualen, einer atemstimulierenden Einreibung oder einem Spätimbiss. Fördern Sie tagsüber die Beschäftigung, anstatt schnell Schlafmittel zu geben.

40. Frage: Wie gehen Sie damit um, wenn der Patient seine Sexualität leben will?

Wenn der Patient sich selbst befriedigt, können Sie für Sichtschutz sorgen oder ihn ins WC führen. Sprechen Sie mit den Angehörigen auch über die Zärtlichkeitsbedürfnisse des Pflegebedürftigen. Machen Sie ihn nicht lächerlich, sondern lenken Sie ihn vielleicht mit erfreulichen Aktivitäten ab. Evtl. lässt er sich auch in eine Gruppe integrieren.

Wichtig ist hier, dass Sie Ihre eigenen Ängste und Ekel reflektieren und im Team besprechen.

41. Frage: Wie motivieren Sie zur Beschäftigung?

Sie können dem Bewohner Aufgaben zumuten, sodass er das Selbstwertgefühl erhält, trotz Behinderung noch gebraucht zu werden. Eine Ergotherapie regt das Denken an, schafft Sinn und Erfolgserlebnisse gegen Depression. Außerdem verbessert sie Beweglichkeit, Kraft und Geschicklichkeit. Hauswirtschaftliche Tätigkeiten erhalten die Feinmotorik. Kreative Tätigkeiten stimulieren die Sinne und entspannen. Hilfsmittel erleichtern die Selbstständigkeit.

42. Frage: Wie sorgen Sie für sichere, fördernde Umgebung und für eine gemeindenahe Rehabilitation?

Sprechen Sie die Verluste von Sprache, Beweglichkeit und Kontakten offen an. Klären Sie bei unvermittelter Aggressivität die auslösenden Bedingungen. Beruhigen Sie den Betroffenen, lassen Sie Schmerzmittel und evtl. Risperidon® verordnen. Informieren Sie Angehörige und Mitbewohner über die leichte Erregbarkeit und fördern Sie positive Erfahrungen und Selbstvertrauen durch kleine Erfolgserlebnisse in der Beschäftigung, durch das Erleben von Natur, Musik, Kunst und durch das Training von Wahrnehmung, Gedächtnis, Selbstständigkeit und Entspannung. Unterstützen Sie die Suche nach dem Sinn der Krankheit und vermitteln Sie ggf. einen Seelsorger.

Sie können häusliche Krankenpflege, ambulante Rehabilitation mit Physiotherapie (Krankengymnastik, Massagen), Hilfen nach dem Pflegeversicherungsgesetz und nach BSHG vermitteln. Sie können für die Beantragung des Schwerbehinderten-Ausweises beim Versorgungsamt sorgen.

Der Hausarzt verordnet Reha-Maßnahmen, Heil- und Hilfsmittel auf Kosten der gesetzlichen Krankenkasse. Zur Klärung: **Heilmittel** sind ärztlich verordnete Dienstleistungen, die Heilerfolge sichern, z. B. physikalische, Sprach- und Beschäftigungstherapie. **Hilfsmittel** sollen eine Behinderung ausgleichen, z. B. Körperersatzstücke, Hörhilfen und Brille, auch Stoma- und Inkontinenzmaterial. Die **Pflegehilfsmittel** zur Erleichterung der Pflege (Lifter), zur Körperpflege (z. B. Bettpfanne), zur

Lebensführung (Notrufsystem), zur Linderung von Beschwerden und zum Verbrauch bestimmte Hilfsmittel zahlt die Pflegeversicherung.

Als Pflegekraft können Sie die Angehörigen beraten und in der Pflege anleiten. Drei Viertel aller Kranken möchte nach Hause zurückkehren. Angehörige verwöhnen aber oft den Kranken durch Überfürsorglichkeit statt sein selbstständiges Handeln zu fördern. Gerade erst erlernte Fähigkeiten, z. B. das Setzen vom Bett in den Rollstuhl, oder der Einsatz von Geh- und Hebehilfen sowie Einarmigen-Hilfsmittel werden oft wieder verlernt. Ermuntern Sie Angehörige dazu, pflegerische Hilfe der Sozialstationen und Tagespflege in Anspruch zu nehmen und wie die Kranken an Selbsthilfegruppen teilzunehmen.

Ambulante Pflegedienste überwachen und dokumentieren die Medikamenten-Gabe und Nebenwirkungen, setzen die Krankengymnastik fort, führen also Reha-Maßnahmen durch, um die Selbstständigkeit des Kranken soweit als möglich herzustellen. Ambulante Palliativ- und Hospizdienste ermöglichen ein Sterben zu Hause, wenn es der Klient wünscht.

43. Frage: Wie erhalten und erweitern Sie Kontakte trotz einer Sprachstörung?

Sehen Sie sich auch als Bezugsperson, die einfühlsam Angst, Not und Resignation anspricht. Fördern Sie die Wiedereingliederung in Familie und Nachbarschaft mit Telefon-, Kontaktketten, Besuchsdiensten, ambulanten Pflegediensten und in Selbsthilfeguppen. In der Pflegeeinrichtung sollten Sie dem Betroffenen bei der Eingliederung in die Pflegegruppe helfen.

44. Frage: Wie helfen Sie dem alten Menschen, mit existenziellen Erfahrungen umzugehen?

Ermutigen Sie den passiv resignativen Kranken ständig, sich noch selbst zu helfen. Loben Sie jeden kleinen Fortschritt und erkennen Sie die Bemühungen um verstärkte Selbstständigkeit im Alltag an. Vermitteln Sie ihm mit kleinen sozialen Aufgaben das Gefühl, keine Last zu sein, sondern gebraucht zu werden, und lassen Sie evtl. Antidepressiva (Elontril®) und Verhaltenstherapie verordnen und Freude erleben.

45. Frage: Woran erkennen Sie eine Transitorische ischämische Attacke (TIA)?

Diese vorübergehenden, anfallsartigen Durchblutungsstörungen führen in 40 % der Fälle in den folgenden fünf Jahren zum Schlaganfall.
Nehmen Sie also die Warnsymptome einer TIA als Vorboten eines Schlaganfalls ernst:
• Kurzer einseitiger Gesichtsfeldausfall,
• flüchtige halbseitige Empfindungsstörung,
• Schwäche bis Lähmung mit Sturzgefahr,
• vorübergehende Sprachstörung,
• Drehschwindel,
• Gedächtnisstörung mit kurzem Verwirrtheitszustand.

Diese Durchblutungsstörungen bilden sich meist innerhalb von 24 Stunden zurück. Ein fortschreitender Schlaganfall (progressive stroke = PS) ist anzunehmen, wenn die Symptome zunehmen oder sich nur teilweise zurückbilden.
Deshalb sind eine gründliche neurologische und kardiale (EKG) Untersuchung, Doppler-Sonografie, evtl. CT oder Kernspintomogramm des Kopfes notwendig. Risikofaktoren sind das metabolische Syndrom mit Erhöhung von Blutdruck, Blutzucker, Cholesterin und Triglyceriden, Übergewicht und Rauchen.
Ärzte verordnen Acetylsalicylsäure (ASS®, besser Aggrenox®) und bei Vorhofflimmern mit Emboliegefahr Marcumar®. Sie veranlassen evtl. eine PTA (perkutane transluminale Angioplastie), z. B. mit Ballonkatheterdilatation und Einlage eines Stents bei Stenose der Halsschlagader (Arteria carotis interna am häufigsten). Der Arzt entscheidet, ob eine stationäre Behandlung in einer Stroke Unit erforderlich wird.

Erklären, beruhigen und motivieren

Als Pflegekraft sollten Sie dem alten Menschen die große Schlaganfallgefahr erklären, ohne ihn zu ängstigen. Motivieren Sie ihn täglich zweimal zu Bewegungsübungen, um seine Selbstständigkeit zu erweitern. Ermuntern Sie ihn dazu, Blutdruck und Diabetes einstellen zu lassen und evtl. eine Diät gegen erhöhte Blutfette einzuhalten. Gewichtsreduktion und Antiraucher-Training sind ebenfalls hilfreich. Achten Sie darauf, dass Medikamente regelmäßig eingenommen werden.

Sie sollten dem Schlaganfall-Gefährdeten aber auch dabei helfen, sich mit seiner Sterblichkeit auseinanderzusetzen, ohne sich aufzugeben, passiv oder depressiv zu werden. Motivieren Sie ihn stattdessen, eine Patientenverfügung oder Vorsorgevollmacht und evtl. ein Testament zu verfassen.

Extrapyramidale Syndrome
1. Parkinsonsyndrom

46. Frage: Woran erkennen Sie ein Parkinsonsyndrom?

Das Parkinsonsyndrom weist drei chrakteristische Symptome auf:

1. **Hypo- bis Akinese:** Mangel an Spontan-, Reaktiv- und Mitbewegung; erschwert sind Aufrichten und Start beim Gehen; der Betroffene geht kleinschrittig, trippelnd, schlürfend, die Arme bewegen sich nicht mit, die Knie sind leicht gebeugt, die Körperhaltung nach vorn gebeugt, das Gesicht ohne Mimik, starr, der Lidschlag selten (Maskengesicht), die Sprache leise, tonlos, monoton; die Schrift wird kleiner und weicht nach oben ab. Stille Aspiration ohne reflektorischen Husten stellt im weiteren Verlauf eine Gefährdung dar.
2. **Rigor (Steifigkeit):** Der Muskeltonus ist gesteigert, der Widerstand gegen passive Bewegung lässt ruckartig nach (Zahnradphänomen).
3. **Tremor:** Zittern in Ruhe, vorwiegend der Hände (»Pillendrehen, Münzzählen«), das sich bei Zielbewegungen abschwächt und im Schlaf verschwindet, bei Aufregung aber verstärkt.

Dazu können folgende Symptome kommen:

- Haltungs-(posturale) Instabilität: Schwindel mit Sturzgefahr.
- Vegetative Symptome: gesteigerter Speichelfluss, Talg- und Schweißsekretion (Salbengesicht), Hitze wird schlecht vertragen; häufig sind Dranginkontinenz und Verstopfung, Atemnot bei Anstrengung, Schlaf- und Erektionsstörungen.
- Psychische Störungen: Das Denken ist verlangsamt bei erhaltener Intelligenz (Bradyphrenie). Über-80-Jährige können bis zu 60 % demenzkrank und zu 40 bis 50 % depressiv werden.
- Unspezifisch sind Fußverkrampfungen und Schmerzen.

47. Frage: Welche Parkinson-Ursachen kennen Sie?

Parkinson ist eine extrapyramidale Erkrankung der Stammganglien, an der etwa 1 bis 1,5 % der Über-60-Jährigen leiden. Die Ursachen sind unterschiedlich:

- **Primäres oder Idiopathisches Parkinson-Syndrom** (IPS): entsteht durch Dopamin-Mangel, weil der Schwarzkern (Substantia nigra) Dopamin abbaut oder zu wenig bildet. Bei 4/5 aller Fälle ist die Ursache ungeklärt; möglich sind erbliche und Umweltfaktoren.
- **Sekundäres Parkinson-Syndrom:** meist toxisch bedingt durch Neuroleptika, Metoclopramid®, Flunarizin®, selten durch Kohlenmonoxid, Mangan, Methanol, Benzol, Insektizide oder infektiös durch Meningo-Enzephalitis.
- **Degenerative Multisystemerkrankung** wie Multiple Systematrophie (MSA) mit Kleinhirnsymptomen und Lewy-Körper-Demenz mit Halluzinationen.
- **Pseudo-Parkinson** wird durch Hirntumoren oder posttraumatisch (Boxer-Enzephalopathie) verursacht.

48. Frage: Welche nicht medikamentösen Parkinson-Therapien können Sie unterstützen?

Sie können zweimal täglich Krankengymnastik ebenso veranlassen wie Geh-, und Gleichgewichtsübungen. Logopädie ist wegen der Schluckstörungen sinnvoll. Eine Ergotherapie, um die Feinmotorik in den Aktivitäten des täglichen Lebens zu erhalten. Eine Verhaltenstherapie motiviert zu ständigem Üben der Restfähigkeiten. Loben Sie die Fortschritte und beraten Sie den Betroffenen und seine Angehörigen, vermitteln Sie Selbsthilfegruppen und den Umgang mit Hilfsmitteln. Kleidung aus Baumwolle ist ebenso sinnvoll wie ein Armlehnstuhl. Sie können auch darauf hinwirken, dass der Betroffene eine Kur in einer Spezial-Klinik (z. B. Paracelsus-Elena-Klinik Kassel) erhält, Neuroleptika sollten möglichst abgesetzt werden können. Stereotaktische OP's (selten noch eine Thermokoagulation, öfter eine Tiefenhirnstimulation) helfen bei fortgeschrittenem Parkinson mit medikamentös nicht einstellbarem Tremor. Hilfreich ist die Parkinson-Vereinigung, Moselstr. 31, 41464 Neuss.

49. Frage: Wie erhalten Sie die Selbstständigkeit des Parkinson-Kranken?

Pflegen Sie z. B. nach dem ABEDL-Konzept (Krohwinkel, 2007):

- Kommunizieren: Ermutigen Sie den Betroffenen, laut, deutlich artikuliert zu sprechen. Lassen Sie ihm geduldig Zeit zu antworten, weil er verlangsamt reagiert. Tägliche Übungen mit Logopäden, Singen, Lachen, Schreien und Schreiben in Blockschrift helfen. Geben Sie nonverbal Nähe mit Blickkontakt, aktivem Zuhören und Berührung, um das Selbstwertgefühl zu stärken.
- Sich bewegen: Sorgen Sie für eine Teilnahme an rhythmischer Gymnastik in warmem Wasser; nach kurzen Entspannungsphasen sollte der Kranke jeden Bewegungsablauf mitsprechen, beim Gehen die Fersen zuerst aufsetzen, die Beine leicht spreizen und bei Ermüdung stehen bleiben, aber Hemmungen beim Aufrichten, Gehstart, Umdrehen und Stehenbleiben vermindern. Motivieren Sie zu Geh-, Haltungs-, Gleichgewichts- und feinmotorischen Übungen (auch im Bett), zu rhythmischen Spielen und Übungen vor dem Spiegel nach individuellem Plan, um die Geschicklichkeit zu erhalten und gestaute Aggressionen abzubauen. Tanzen erhält die Beweglichkeit und soziale Fähigkeiten. Besorgen Sie Behindertenhilfen, um die Selbstständigkeit möglichst lange zu bewahren.
- Vitale Funktionen aufrechterhalten: Regen Sie zu Atemgymnastik in Gruppen an, zu Übungen in warmem Wasser im Rhythmus von Musik, um mit tiefem Durchatmen einer Pneumonie vorzubeugen; zu Kreislauftraining gegen den Schwindel beim Aufstehen und üben Sie den Gebrauch von Inhalations-, Absauggeräten.
- Sich pflegen: Der Betroffene sollte sich selbst mehrmals täglich mit Syndets waschen, wegen des vermehrtem Schweiß-, Talg- und Speichelflusses und nicht fettende Cremes wegen des Salbengesichts verwenden. Er sollte unangenehmen, schweißbedingten Körpergeruch und Ablehnung durch andere mit Parfums vermeiden. Beachten Sie sein Schamgefühl und Waschrituale und lassen Sie ihm Zeit, weil Hektik die Symptome verstärkt.
- Sich kleiden: Verwenden Sie leicht zu schließende, zu öffnende und einfach aus- und anzuziehende Kleidung, z. B. Klettverschluss und Slipper, wegen des Zitterns. Saugfähige und luftdurchlässige Naturfaser vermindert das Schwitzen. Sorgen Sie für den täglichen Wechsel der Unterwäsche und für Hilfsmittel zum Anziehen von Socken, Strümpfen und zum Knöpfen.
- Ausscheiden: Wegen der Dranginkontinenz führen Sie ein individuelles Toilettentraining durch und lassen Spasmex® verordnen. Verkürzen Sie die Wegstrecke zur

Toilette, üben Sie das Gehen und Ausziehen und sorgen Sie für Toilettenstuhl in der Nähe. Erklären Sie den Gebrauch der Inkontinenzhilfsmittel. Sprechen Sie offen über Ekel und pflegen Sie die Haut sorgfältig wegen der Ekzem- und Dekubitusgefahr. Beugen Sie einer Verstopfung vor: mit Bewegung, reichlichem Trinken, ballaststoffreicher Kost und Colonmassage. Beachten Sie auch hier das Schamgefühl und die Ausscheidungsgewohnheiten.

- Essen und Trinken: Der Kranke soll es selbst zubereiten, dabei helfen und selbstständig essen, evtl. mit Spezialbesteck. Ein Warmhalteteller mit hohem Rand und eine schwere Tasse helfen, wenn das Zittern zu stark ist. Achten Sie auf Lieblingsspeisen, Essgewohnheiten, Esskultur und Ästhetik. Bieten Sie stündlich Getränke an wegen der Austrocknungsgefahr bei starkem Schwitzen. Wegen des Speichelflusses und der Ansammlung von Speiseresten in den Wangentaschen sind sorgfältige Mund- und Gebisspflege nach dem Essen nötig. Der Betroffene hat das Recht, eine PEG abzulehnen.

- Ruhen, schlafen und sich entspannen: Fördern Sie den Schlaf mit gewohnten Einschlafritualen, Gesprächen, Einreibungen, Melissentee oder pflanzlichen Schlafmitteln. Den durch Dopamin-Mittel provozierten Halluzinationen können Sie mit guter Beleuchtung und Spätimbiss vorbeugen. Entspannungsübungen im warmen Bad helfen gegen Rigor.

- Die eigene Sexualität leben können: Erhalten Sie das Rollenverständnis durch geeignete Kleidung und Frisur. Beachten Sie das Schamgefühl beim Baden, Waschen und der Intimpflege. Lassen Sie die Hautpflege im Intimbereich selbstständig durchführen und tabuisieren Sie Masturbation oder Bedürfnisse nach Zärtlichkeit nicht.

- Sich beschäftigen, lernen, sich entwickeln: Motivieren Sie zu hauswirtschaftlicher oder handwerklicher Tätigkeit, um die Feinmotorik zu erhalten, das verlangsamte Denken anzuregen, Erfolgserlebnisse, Freude und Kreativität zu fördern. Eine gute Raum- und Zeitstruktur hilft gegen Depression.

- Für sichere und fördernde Umgebung sorgen, (vgl. Frage 27). Außerdem können Sie verletzungsarme Messer, Scheren oder Rasierapparate beschaffen und damit trainieren lassen. Sie dokumentieren die Nebenwirkungen der Antiparkinsonmittel (z. B. häufig Halluzinationen) und die Selbstmedikation und teilen sie dem Arzt mit. Die gegen Halluzinationen verordneten Neuroleptika dürfen Parkinson nicht verschlimmern. Das trifft nur für Clozapin® (Leponex®) zu, das aber eine regelmäßige Blutbildkontrolle erfordert.

- Soziale Kontakte und Beziehungen aufrechterhalten: Eine konstante Bezugsperson akzeptiert den Kranken, fühlt sich in seine Not und Angst ein, vermittelt ihm Selbsthilfegruppen, um sich gegenseitig zu ermutigen; informiert Angehörige über die Krankheit, leitet zur Pflege an, unterstützt sie, damit sie den Kranken zur Kommunikation, zu Bewegungsübungen anleiten.

- Mit existenziellen Erfahrungen des Lebens umgehen: Beugen Sie der resignativen Depression mit daraus folgender Bettlägerigkeit vor, sprechen Sie gefährdende Erfahrungen wie Verlust von Beweglichkeit, Ängste um die Zukunft, Einsamkeit an, informieren Sie Angehörige und Mitpatienten/-bewohner über krankheits- und medikamentenbedingte Erregbarkeit und Aggressivität und sprechen Sie sich im Team ab. Fördern Sie positive Erfahrungen wie kleine Erfolgserlebnisse bei Bewegung und Beschäftigung, Freude an Natur, Kunst, Musik oder Erleben der Zugehörigkeit und suchen Sie mit Seelsorgern nach einem Sinn in der Krankheit.

50. Frage: Wie schützen Sie Parkinson-Kranke vor einer Depression?

Es gibt tatsächlich eine ganze Palette von Möglichkeiten, die Sie in Ihrer täglichen Arbeit anwenden können. So verhindern Sie bspw. die Selbstaufgabe und verzweifelte Depression durch die tägliche Ermutigung, die Bewegungsübungen durchzuführen, sich allein zu waschen, an- und auszuziehen und mit Hilfsmitteln zu essen. Sie können tryptophanreiche Kost (Soja, Tilsiter, Edamer, Emmentaler Käse) empfehlen und evtl. die Verordnung von Antidepressiva veranlassen. Sie können den Kranken motivieren, sich an bisherigen Aktivitäten, z. B. Spielen, zu erfreuen, Kontakte zu pflegen, Selbsthilfegruppen zu besuchen und einen Sinn trotz der Behinderung zu finden. Bei Suizidgefahr sprechen Sie offen mit dem Kranken.

51. Frage: Wie klären Sie Parkinson-Kranke über die Wirkung von Antiparkinsonmitteln auf?

Hier zunächst die Fakten: Bis zum 70. Lebensjahr werden zuerst Dopaminagonisten wie Cabergolin® oder Bromocriptin® (Pravidel®) empfohlen. Bei Über-70-Jährigen und multimorbiden Älteren zuerst nur Dopamine wie Levodopa® (mit 50 mg morgens beginnen, eine halbe Stunde vor dem Essen). Amantadin® (PKMerz®) oder Dopamin-Abbau-Hemmer (Selegilin®) helfen bei geringen Symptomen.

Nebenwirkungen der Dopaminagonisten und Dopamine sind Übelkeit, Schlafstörungen, Halluzinationen bis Psychose. Amantadine® können zu Verwirrtheit, Unruhe, Hypotonie und Dopamin-Abbau-Hemmer zu Schwindel oder Verwirrtheit führen.

Ein On-Off-Phänomen ist ein plötzlicher Wechsel von On (Hyperkinese) zu Off (Akinese) nach mehrjähriger Levodopa®-Therapie und wird mit Azilect® oder Apomorphin (APO-go®) s. c. behandelt.

Hyperkinesen können durch Levodopa® ausgelöst werden und sind mit zusätzlichem Amantadin® oder Comtess® und durch Dosis-Reduktion zu bessern.

Bei End-of-dose-Akinese müssen die Antiparkinsonmittel öfter zu genau eingehaltener Uhrzeit gegeben und gleichzeitig die Einzeldosis reduziert werden. Zusätzlich werden Selegilin® oder Comtess® empfohlen. Gegen die Depression helfen die Antiparkinsonmittel Sifrol® oder Ropinal® oder das Antidepressivum Citalopram®. Bei Parkinson-Demenz und bei Lewy-Körper-Demenz wird Rivastigmin (Exelon®-Pflaster) empfohlen (vgl. Frage 86).

52. Frage: Wie entsteht eine akinetische Krise und wie helfen Sie?

Eine akinetische Krise mit Bewegungsstarre, Sprech- und Schluckstörung kann durch die Reduzierung der Antiparkinsonmittel, durch akute Infekte mit Fieber und durch Neuroleptika ausgelöst werden. Amantadin® i. v. oder Levodopa® durch eine Magensonde helfen sofort. Geben Sie zu trinken und zu essen, sobald der Betroffene wieder schlucken kann. Sprechen Sie die Angst vor einer Wiederholung an und sorgen Sie für eine zeitgenaue, sorgfältige Einnahme der verordneten Medikamente.

2. Chorea Huntington

53. Frage: Wie erkennen Sie die Chorea major (Veitstanz)?

Chorea ist eine Erkrankung des Streifenhügels (Corpus striatum) mit überschießender Bewegung (Hyperkinese) und herabgesetztem Muskeltonus (Hypotonie). Die Chorea Huntington ist dominant erblich (4. Chromosom, Gentest für Angehörige möglich), tritt bei fünf von 100000 Einwohnern auf und beginnt im Alter von 30 bis 50.

Der Kranke ist reizbar, affektlabil, kann seine Impulse nicht steuern und hat Muskelschmerzen. Arme, Beine und Gesichtsmuskeln bewegen sich unwillkürlich, regellos, ruckartig, grotesk, asymmetrisch, arrhythmisch. Im Schlaf sind keine Symptome festzustellen. Der Gang schwankt, die Sprache wird verwaschen. Der Kranke verliert seine Kritikfähigkeit, reagiert haltlos enthemmt oder verwahrlost, wird später dement und stirbt nach 10 bis 20 Jahren.

Die erworbene Chorea ist altersbedingt infolge Durchblutungsstörungen der Basalkerne, kann halbseitig nach Schlaganfall bleiben oder ist medikamentös bedingt durch Neuroleptika, MCP®, Levodopa®, Tegretal®, Phenytoin® oder Lithium®.

54. Frage: Wie unterstützen Sie die Therapie bei Chorea?

Ermutigen Sie zu Entspannungsübungen, Gymnastik, Unterwassermassagen, Ergo-, Sprachtherapie, vermitteln Sie Selbsthilfegruppen, geben Sie Kohlehydrat-, Kalorien- und vitaminreiche Kost, aber keinen Alkohol und versuchen Sie, den Kranken einfühlend zu verstehen, wertzuschätzen. Lassen Sie Tiaprid® oder Nitoman® und bei medikamentöser Chorea Biperiden® verordnen, selten Clozapin® (Leponex®). Eine kausale Therapie ist nicht möglich. Weitere Informationen erhalten Sie bei der Deutschen Huntington-Hilfe, Börsenstr. 10, 47051 Duisburg und bei der Huntington-Familienhilfe, Bahnhofstr. 7a, 35037 Marburg.

Entzündliche Hirnerkrankungen

55. Frage: Wie erkennen Sie Hirn- und Hirnhautentzündungen?

Die **Meningitis** (Hirnhautentzündung) ist meist eine Meningo-Enzephalitis, da das Gehirn mit entzündet ist. Erste Symptome sind die Nackensteifigkeit, das hohe Fieber und die heftigen Kopfschmerzen. Dazu kommen Licht- und Lärmscheu, Verwirrtheit und Benommenheit durch die bakterielle Infektion. Die Lumbalpunktion gewinnt eitrigen Liquor zum Erregernachweis.

Die **Enzephalitis** (Hirnentzündung) äußert sich in Verwirrtheit, zunehmender Bewusstseinstrübung, Kopfschmerzen, Krampfanfall, Sprachstörungen, Lähmungen, starker Unruhe, Aggressivität oder Katatonie (gespannt, gesperrt, gehemmt oder stark erregt), hervorgerufen meist durch Virusinfekte (Herpes, Windpocken).

Für beide Erkrankungen besteht Meldepflicht.

Ein Zeckenbiss kann zur

- Frühsommer-Meningoenzephalitis (FSME) führen, vor allem in süddeutschen Endemiegebieten. Nach grippalen Beschwerden treten Meningitis- oder Enzephalitis-Symptome auf. Vorbeugung ist mit Schutzimpfung, eine Therapie mit Gammaglobulinen möglich;
- Lyme-Borreliose führen: Um den Zeckenbiss bildet sich eine Rötung mit zentraler Aufhellung (Erythema migrans), nach Wochen können Kopfschmerzen bei Meningitis mit Gesichtsnerv- (Facialis-)Lähmung, Herzmuskel-, Gelenkentzündungen auftreten. Antikörper sind im Blut nachweisbar. Tetracycline helfen.

Hirnabszesse können Kopf- und Nackenschmerzen, Nüchternerbrechen, Krampfanfälle und bei Hirndruckanstieg Bewusstseinstrübung, Pulsverlangsamung und Atemstörung verursachen. Sie entstehen aus fortgeleiteten Infektionen der Nasennebenhöhlen, dem Ohr, nach offenem Schädel-Hirntrauma oder einer Pneumonie. Eine operative Therapie ist erforderlich.

56. Frage: Welche Erste Hilfe leisten Sie?

Überwachen Sie bei einem Meningitis- und Enzephalitis-Verdacht Atmung, Bewusstsein und Kreislauf, sorgen Sie für Flüssigkeitszufuhr und Prophylaxen. Beruhigen Sie den Kranken, dass ihm in der Klinik geholfen werden kann und rufen Sie den Notarzt, der schon bei Verdacht auf die Isolier- bzw. Intensivstation (bei Hirndruckerhöhung) einweist und an das Gesundheitsamt meldet, das eine Schlussdesinfektion in der Wohnung oder im Heim durchführt.

Fragen Sie den behandelnden Arzt sofort, ob Ansteckungsgefahr besteht und ob die Kontaktpersonen prophylaktisch Antibiotika nehmen sollen. Bei einer chronischen Enzephalitis sollten Sie zum Selbstschutz überprüfen, ob eine HIV-Infektion vorliegt. Führen Sie die notwendigen Hygienemaßnahmen durch, auch wenn Patienten aus der Klinik mit einer MRSA-(Methicillin-resistente Staphylococcus-Aureus-) Infektion entlassen werden.

Bei einer Lyme-Borrelliose unterstützen Sie die Behandlung, indem Sie auf die regelmäßige Gabe von Antibiotika achten. Bei einer Lyme-Borrelliose ist wie bei der Hirnabszess-Nachbetreuung weder Isolation noch laufende Desinfektion erforderlich.

Schädel-Hirntrauma (SHT)

57. Frage: Welche Schweregrade unterscheiden Sie beim SHT?

1. **Leichtes SHT I** (bisher Commotio) mit Bewusstlosigkeit bis zu einer halben Stunde, selten Übelkeit, oft Kopfschmerzen für einige Tage.
2. **Mittelschweres SHT II** mit Bewusstlosigkeit bis zu einer Stunde, oft mit Übelkeit und Erbrechen; Lähmung und Sprachstörung bilden sich zurück, der Kopfschmerz kann Monate bleiben.
3. **Schweres SHT III** (früher Contusio cerebri) mit Koma über 24 Stunden, immer mit Erbrechen. Lähmung, Sprachstörung, Kopfschmerz und Schwindel sind nur teilweise rückbildungsfähig. Ältere Hirnverletzte sind stärker und länger verwirrt und erholen sich langsamer als Jüngere. Nach SHT III sind Dämmerzustände möglich mit Verwirrtheit, sinnlosem Handeln, Erinnerungslücke.

58. Frage: Wie helfen Sie bei Schädel-Hirntraumata?

Zur Ersten Hilfe lagern Sie Bewusstlose in stabiler Seitenlage, sonst flach mit leicht erhöhtem Kopf; Sie beatmen, falls nötig, überwachen Atmung, Bewusstsein nach der Glasgow-Coma-Scala (vgl. Frage 13), Blutdruck, Puls, Pupillenreaktion, Temperatur und Ausscheidung bis zur Einweisung. Diese müssen Sie beschleunigen, wenn der Blutdruck steigt und der Puls langsamer wird (steigender Hirndruck!). Helfen Sie beim Erbrechen, um eine Aspiration zu verhindern, und lassen Sie den Verletzten nie allein, halten Sie seine Hand, und sprechen Sie auch Bewusstlosen beruhigend zu. Nach der Klinik-Entlassung können Sie
- alle Prophylaxen gegen Pneumonie, Dekubitus durchführen,
- beim Essen und Trinken helfen, bei SHT III PEG pflegen,
- für tägliche Krankengymnastik und Ergotherapie sorgen und
- zur Teilnahme an Selbsthilfegruppen anregen, in Reha-Klinik vermitteln.

59. Frage: Welche Folgeschäden nach einem SHT kennen Sie?

Nach Schädelfrakturen: Bei offenen drohen Infektionen mit Meningitis oder Hirnabszess, evtl. auch bei Schädelbasisbruch: Liquor oder Blut fließen aus Nase und/oder Ohr, ein Brillenhämatom entwickelt sich um die Augen, Gesichts-, Augenmuskeln können gelähmt, Geruchssinn und Hören gestört sein. Bei Impressionsfrakturen dringen Schädelknochenteile ins Gehirn, sodass eine sofortige Operation erforderlich wird.

Intrakranielle Blutungen im Schädel sind zu unterscheiden:

- Blutungen ins Gehirn, (vgl. Fragen 28 bis 45).

- Epidurales Hämatom (Blutung zwischen Schädelknochen und Dura): Der Verletzte ist anfangs bewusstlos, dann stundenlang klar (freies Intervall), dann trübt sich das Bewusstsein ein, weil der Hirndruck steigt.

- Subdurales Hämatom: Das akute erfordert eine sofortige Operation, das chronische subdurale Hämatom wird nach mehreren Tagen erkennbar: Der Kranke wird unruhig, reizbar, verwirrt, verlangsamt, hat Kopfschmerzen, Lähmungen setzen ein. Er muss operiert werden.

- Subarachnoidalblutung (unter die Spinnwebenhaut) durch Platzen eines Aneurysmas (Gefäßausbuchtung): plötzlich heftigste Kopfschmerzen, Nackensteifigkeit, Bewusstlosigkeit und Erbrechen: Eine sofortige Einweisung zur Operation ist dringend.

Steigender Hirndruck: Erkennbar an Bewusstseinstrübung und Pulsverlangsamung, sofortige Einweisung erforderlich

Wachkoma (vgl. Fragen 60, 61).

Anfallsleiden, posttraumatische Epilepsie (vgl. Fragen 63 bis 67).

60. Frage: Was können Sie beim Wachkoma-Patienten beobachten?

Wachkoma, Coma vigile, apallisches Syndrom oder PVS (persistent vegetative state) ist eine Funktionsstörung der Großhirnrinde, nicht des Hirnstamms, verursacht durch Atem- oder Herzkreislaufstillstand, schweres SHT oder Hirndruck. 60 % der Wachkoma-Patienten sterben in den ersten fünf Jahren an Pneumonie oder infiziertem Dekubitus. 20 % bleiben pflegeabhängig, 20 % können sich erholen.

Bitte beobachten Sie den Wachkoma-Patienten aufmerksam. Er kann sich auf viele Arten äußern: Er hört, reagiert auf Schmerzreiz mit Puls-, Atmungsbeschleunigung, bleibt aber stumm, nimmt keinen Kontakt auf, stülpt bei Beklopfen die Lippen vor und öffnet den Mund bei Annäherung. Er saugt, kaut und schluckt reflektorisch, gähnt vertieft, atmet spontan. Die Augen fixieren nicht, bewegen sich hin und her und beim Kopfdrehen in Gegenrichtung (Puppenkopfphänomen). Arme, Beine sind gebeugt, manchmal spastisch gelähmt. Blutdruck, Puls, Temperatur, Schlaf-Wach-Rhythmus sind unregelmäßig, Schwitzen, Speichelfluss vermehrt. Der Stoffwechsel ist oft gesteigert, Abmagerung, Dekubitus drohen.

Im Gegensatz zum Wachkoma sind Patienten im Locked-in-Syndrom völlig wach, bewusst, aber total gelähmt, spüren Schmerz, können nicht schlucken, nicht sprechen. Sie können ihre Augen aber bewegen und atmen spontan bei Zerstörung der Brücke.

61. Frage: Wie pflegen Sie Wachkoma-Patienten?

Folgende Rehabilitations-Phasen sind möglich:
- Primitive Motorik mit unruhigen Abwehrbewegungen.
- Nachgreifen ohne Kraft: Der Kranke brummt Unmut.
- Klüver-Bucy-Phase: Er isst wieder, sagt aggressiv »Nein«.
- Korsakow-Phase: Er ist verwirrt, vergisst alles, konfabuliert.
- Phase der Teildefekte, z. B. mit Demenz.

Zwei konstante Bezugspersonen, die den Kranken gern haben, können am besten helfen: Sie überwachen die Vitalwerte, eine PEG und führen alle Prophylaxen durch.
- Sie lagern in 35° Schräg- oder Bauchlage, in Rückenlage, um Streckspastik zu lösen oder um bei Beuge-Neigung zu strecken nach dem Bobath-Konzept.
- Sie aktivieren mit Atemübungen, Inhalation, um ein Abhusten zu fördern, führen die Hand des Kranken, damit er sich im Intimbereich selbst wäscht, passen die Raumtemperatur an, verhindern Zugluft, regen Toilettentraining an, besorgen leicht an- und auszuziehende Baumwollwäsche, Kleidung mit Anziehhilfen und sorgen zweimal täglich für Krankengymnastik.
- Sie stimulieren mehrfach täglich basal, um zu aktiven Bewegungen zu motivieren, zu Reflexen anzuregen und dabei Schmerzen zu vermeiden. Sie berühren, streicheln, reiben ein, massieren mit Musikbegleitung, sprechen den Kranken an und erklären jede Pflegehandlung. Sie stimulieren optisch mit Mobiles und Bildern, akustisch mit der Lieblingsmusik, Spieluhr, Glocken oder Xylophon und Gerüche mit vertrauten Duftstoffen.
- Bei mangelhaftem Schluckreflex, bei spastischer Zungenbewegung und Beißreflexen ist eine PEG erforderlich, wenn der Kranke per Patientenverfügung zustimmt oder sie seinem mutmaßlichen Willen entspricht. Wenn er wieder schluckt, ist passierte Kost sinnvoll. Pflegekräfte führen sorgfältige Mundpflege durch, bestreichen die Lippen, um den Saugreflex auszulösen, üben Kauen mit Brotrinde und Trinken der Lieblingsgetränke mit Strohhalm.

- Sie sorgen für Beschäftigung mit Ergotherapie, Spielen, Malen, Lesen, z.B. in Bauchlage oder vom Stehbrett aus.
- Sie lassen Hilfsmittel verordnen wie Schienen oder Rollstuhl.
- Sie vermitteln in Rehabilitationsklinik und stützen Angehörige.

Weitere Informationen bei Schädelhirn-Patienten in Not, Bayreutherstr. 33, 92224 Amberg.

Hirntumoren

62. Frage: Welche Symptome weisen auf einen Hirntumor hin?

- Primäre Hirntumoren (etwa 10 % aller Tumoren) sind relativ gutartige, verdrängende (Meningiome, Neurinome, Hypophysenadenome) oder bösartig zerstörende (Glioblastome, Astrozytome, vom Stützgewebe ausgehend) Tumoren.
- Sekundäre Hirntumoren sind Metastasen, oft bei Bronchial- und Mamma-Ca. Sie führen oft zu einem Krampfanfall.

Frühsymptome sind zunehmende Kopfschmerzen morgens beim Aufrichten oder Bücken, Nüchternerbrechen im Schwall ohne Übelkeit und Schwindel, epileptische Herdanfälle, Lähmungen, Gesichtsfeldausfälle oder Doppelbilder. Der Betroffene ist gereizt, aggressiv oder depressiv, antriebslos, verlangsamt, kann verwahrlosen, nimmt seine Kopfschmerzen nicht ernst. Die Spätsymptome sind vom befallenen Hirnabschnitt abhängig.
Eine Operation ist immer notwendig, bei bösartigen Tumoren erfolgt zusätzlich eine Strahlen- und Chemotherapie mit Temodal® oder ACNU®. Ein Hirnödem wird mit Cortison, Mannit®, Sorbitol® und Lasix® behandelt. Neu ist die Radio-Immuntherapie.
Pflegekräfte unterstützen nach der Operation dabei, die Kopfschmerzen zu lindern. Sie helfen bei Erbrechen, geben Antiepileptika, führen alle Prophylaxen durch, mobilisieren mit Krankengymnastik und Ergotherapie, sprechen mit dem Kranken über Sinnfragen, ermutigen ihn wegen der Depressionsgefahr, beantragen eine Anschlussheilbehandlung und sorgen mit Palliativpflege für die Erhaltung der Lebensqualität.
Weitere Informationen bei der Deutschen Hirntumorhilfe, Karl-Heinestr. 27, 04229 Leipzig.

Krampfanfälle, Epilepsie

63. Frage: Welche Anfallsformen unterscheiden Sie?

Bei Epilepsie entladen sich Hirnzellen elektrisch abnorm aus voller Gesundheit heraus. Epilepsie tritt bei 5 % der Bevölkerung (90 % erkranken vor dem 26. Lebensjahr) auf, 10 % sind anfallsbereit. Im Alter können folgende Anfallsformen zunehmen:

- Fokale Anfälle:
  - Einfach fokale Anfälle ohne Bewusstseinstrübung hängen vom Schädigungsort (Krampfherd) im Gehirn ab. Zuckungen oder Missempfindungen, z. B. eines Armes, nach Schlaganfall können sich auf eine Körperhälfte ausbreiten (Jackson-Anfall).
  - Komplex-fokaler Anfall ist eine Dämmerattacke mit Verwirrtheit, Automatismen wie Kauen, Schmatzen, Schlucken, Wischen, Herumlaufen, Ausziehen, Aggressivität über Stunden.
- Generalisierte oder große Krampfanfälle
- Nicht klassifizierbare Anfälle wie kurze Bewusstseinsstörung. Eine Muskelspannung ohne Zuckung erfordert eine EEG-Untersuchung.
- Status epilepticus ist ein Daueranfall über fünf bis zehn Minuten.
  Die Ursachen sind zur Hälfte ungeklärt, eine erbliche Disposition liegt nur in 7 bis 10 % vor. Oft finden sich Narben nach einem Schlaganfall, TIA, SHT, nach einer Hirn-OP (Residual- oder Defektepilepsie), selten bei Alzheimer.

Anfallsauslösend wirken Hunger (Hypoglykämie), Sauerstoffmangel (Hirndurchblutungsstörungen), Rauchen, Föhn, Wetterfrontenwechsel, Überanstrengung, Angst, Schreck und Fernseh-Flimmern, Schlaf-, Benzodiazepin-, Alkohol- und Antiepileptika-Entzug oder eine Überdosis von Insulin, Antidiabetika, Acetylsalicylsäure, Neuroleptika, Anticholinergika, Analgetika und von Kaffee. Anfallauslöser sind strikt zu vermeiden. Die Anfallsform ist zu beobachten und eine EEG-Kontrolle zu veranlassen.

64. Frage: Welchen Verlauf beobachten Sie bei einem generalisierten oder großen epileptischen Anfall?

Ein tonisch-klonischer Anfall (Grand mal) verläuft in Stadien:
1. Aura (Vorboten): Lichtblitze, Gerüche, Melodien, Geräusche oder Glücksgefühl treten Sekunden vor dem Anfall auf,

2. Tonisches Stadium: Der Betroffene schreit, stöhnt, stürzt, atmet eine halbe Minute nicht, wird zyanotisch (blaue Lippen), bewusstlos mit Streckkrampf,
3. Klonisches Stadium: Arme, Beine zucken symmetrisch rhythmisch; er beißt sich in die Zunge, schaumiger Speichel tritt vor den Mund, er nässt ein,
4. Tiefer Nach- oder Erschöpfungsschlaf folgt: Er schwitzt, atmet schnorchelnd oder ist umdämmert.

Für die Zeit des Anfalls besteht eine Erinnerungslücke.

65. Frage: Welche Erste Hilfe leisten Sie bei Anfällen?

Halten Sie die Atemwege frei durch die stabile Seitenlage und das Überstrecken des Kopfes. Schützen Sie vor Verletzungen durch gefährliche Gegenstände (z. B. scharfe Kanten, Heizkörper), legen Sie eine Decke unter den Kopf und lösen Sie beengende Kleidung. Halten Sie den Betroffenen nicht mit Gewalt fest, versuchen Sie nicht, den verkrampften Kiefer zu öffnen oder ein Taschentuch in den Mund zu zwängen. Bleiben Sie bei dem Erkrankten, bewahren Sie Ruhe, beobachten und dokumentieren Sie die Anfallsform (z. B. fokale) und die Vitalzeichen.

Wenn eine Anfallserie bei Jüngeren (älter als 10 Jahre) und bei Über-75-Jährigen über fünf Minuten dauert, kann Lebensgefahr bestehen. Pflegekräfte können Diazepam rectal tube® 5 mg verabreichen, falls es verordnet wurde, rufen den Notarzt, der Rivotril® oder Phenytoin® i. v. injiziert oder evtl. zur Beatmung einweisen muss. Nach dem Anfall sorgen Sie für stabile Seitenlage, da die Zunge im Tiefschlaf den Atem behindern kann.

66. Frage: Was beachten Sie in der Pflege Anfallskranker?

Beobachten Sie den Anfall genau: Vorboten, Uhrzeit, Dauer, Anfallsart, -ablauf, Pupillenreaktion und Bewusstsein, und dokumentieren Sie auch die Antiepileptika-Nebenwirkungen. Bleiben Sie beim Duschen/Baden beim Kranken, begleiten Sie ihn beim Spaziergang und auf der Straße, wenn ein Anfall jederzeit auftreten kann. Bei Erbrechen schützen Sie ihn vor Aspiration. Nach dem Nachschlaf waschen Sie ihn wegen des Schwitzens und wechseln Sie seine Kleidung.

Der Kranke sollte einen Anfallskalender führen. Klären Sie ihn über anfallsauslösende Faktoren auf, überwachen Sie die regelmäßige Einnahme der Antiepileptika, da ein plötzliches Absetzen zu Anfällen führt. Sorgen Sie für ausreichend Schlaf und weisen Sie darauf hin, dass er Bildschirmtätigkeit, Alkohol und Rauchen einschränken sollte. Beruhigen Sie ihn und sagen Sie ihm auch, dass 60 % der Erkrankungen durch Antiepileptika heilbar sind und sich immerhin 20 % bessern lassen.

67. Frage: Welche anderen Anfälle lassen Sie klären?

Synkope: Darunter versteht man einen Blutdruckabfall mit kurzer Bewusstlosigkeit. Dies wird u. a. verursacht beim Aufstehen nach längerer Bettruhe oder bei langem Stehen in warmen, überfüllten Räumen, bei starken Schmerzen, beim Pressen (Stuhlgang), bei Husten, Lachen, nach Entleerung einer vollen Blase, hypoglykämisch (Heißhunger und Zittern), bei Druck auf die Halsschlagader (enger Kragen), bei starkem Kopfdrehen, bei Adams-Stokes-Anfall oder durch Blutdrucksenker und Neuroleptika.
Psychogener Anfall: Dieser Anfall wird durch Angst oder die Absicht, Zuwendung zu erzwingen, ausgelöst. Zeigen Sie Verständnis.
Weitere Informationen bei der Deutschen Epilepsievereinigung, Zillestr. 102, 10585 Berlin

Erkrankungen von Gehirn und Rückenmark
1. Multiple Sklerose (MS)

68. Frage: Welche Ursachen und Symptome der MS kennen Sie?

Bei einer multiplen Sklerose werden die an vielen Stellen entzündeten Markscheiden bindegewebig umgewandelt (Sklerose) zu Narben oder Entmarkungsherden: Enzephalomyelitis disseminata ist der medizinische Begriff für Multiple Sklerose.
Die Erkrankung tritt bei 20- bis 45-jährigen Frauen doppelt so häufig auf wie bei Männern. Jährlich erkranken fünf von 100 000 Einwohnern. Interessant ist, dass die MS nur bei Weißen in nördlichen Ländern auftritt.
Die MS ist eine Autoimmunerkrankung mit entzündlich schubförmigem oder chronisch fortschreitendem Verlauf mit degenerativem Abbau der die Markscheiden bildenden Oligodendrozyten. Sie tritt in 15 % der Fälle familiär gehäuft (erblich) auf, kann aber auch durch Infekte, Verletzungen, Dauerstress oder Wochenbett ausgelöst werden.
Die Symptome sind bei jedem Erkrankten anders: Lähmungen (bei 45 %), Kribbeln und Kältegefühl (bei 40 %), Sehnerventzündung (bei 30 %), Verschwommensehen, Doppeltsehen, Schielen bei Augenmuskellähmung und Nystagmus (Augenzittern),

Schmerzen an Händen und Füßen sind häufig. Zentrale Lähmungen neigen zu spastischer Streckung oder Beugung mit Kontrakturgefahr.

Ein breitbeiniger Gang (Ataxie), abgehackte (skandierende) Sprache, Zittern bei Zielbewegungen (Intentionstremor) deuten auf eine Kleinhirnbeteiligung hin. Dranginkontinenz und Erektionsstörungen belasten die Betroffenen. Viele leiden unter Erschöpfung (Fatigue), Depression mit Suizidgefahr oder unter Aggressionen. Euphorie und Wahn sind selten. Bei einem Drittel der MS-Kranken entwickelt sich im Alter eine Demenz mit Gedächtnisstörungen. Ärzte diagnostizieren MS mit dem Nachweis von Auto-Antikörpern, mit Lumbalpunktion und Kernspintomografie (NMR).

69. Frage: Welche Verlaufsformen der MS unterscheiden Sie?

MS verläuft bei 60 % schubförmig mit teilweiser Rückbildung, bei 30 % schleichend schubförmig und bei 10 % chronisch fortschreitend bei spätem Beginn und ohne Besserung. Einzellähmungen, Gang-, Blasen- und Augenstörungen behindern die Lebensqualität, sodass ein Viertel der Erkrankten nach zehn bis 20 Jahren nur noch teilweise erwerbsfähig ist. Sie können oft nur mit Krücken gehen, werden rollstuhlabhängig, schließlich schwer pflegebedürftig.

70. Frage: Welche verordneten Medikamente erhalten MS-Kranke?

Im akuten Schub spritzen Ärzte Prednisolon® (1 g i. v.), im Intervall sind Interferone (Betaferon®, Rebif® oder Avonex®), Copaxone®, die vor Demenz schützen, oder zur Schubvorbeugung das Immunsuppressivum Azathioprin® (Imurek®) angezeigt. Bei fortschreitender MS werden Zytostatika wie Ralenova® nach Dosisanpassung (nach Berlit, 2009) verordnet.

Zur Symptomlinderung verordnete Medikamente:

- gegen Spastik: Baclofen® (Lioresal®) oder Sirdalud® oder Gabapentin® (Neurontin®),
- gegen Intentionstremor: Beta-Blocker oder Gabapentin®,
- gegen Empfindungsstörung und Neuralgien: Carbamazepin®,
- gegen Dranginkontinenz: Oxybutynin® oder Spasmex®,
- gegen Fatigue (Erschöpfung): Amantadin® (PK-Merz®),
- gegen Depressivität und gegen Schmerzen: Amitriptylin®,
- gegen beginnende Demenz: Aricept®.

Als Pflegekraft sollten Sie die Nebenwirkungen der Medikamente kennen und für regelmäßige Laborkontrollen und evtl. für eine Verhaltenstherapie zur Krankheitsbewältigung sorgen.

71. Frage: Wie pflegen Sie MS-Patienten ganzheitlich?

Körperlich sorgen Sie für Krankengymnastik wie Geh-, Gleichgewichts- (bei Schwindel), Handgeschicklichkeits- und Rollstuhltraining; bei Sehstörungen für eine Spezialbrille und gute Beleuchtung; bei Sprachstörung für Logopädie, bei Dranginkontinenz für individuelles Toilettentraining, Vorlagen, für Selbstkatheterisieren oder suprapubischen Katheter, für abendliche Entspannungs- und Einschlafrituale; für Diät bei Diabetes und Blutfetterhöhung, für viel Obst, Gemüse und pflanzliche Eiweiße. Eine Evers-Diät mit gekeimten Körnern (Vitamine) hilft einigen Erkrankten.

Führen Sie bei Bettlägerigkeit Prophylaxen gegen Kontrakturen, Dekubitus, Thrombosen und Pneumonie durch.

Psychisch helfen Sie mit einfühlenden Gesprächen, mit sinnvoller, kreativer Beschäftigung (Ergotherapie), mit der Ermutigung zu selbstständigen Aktivitäten. Sie loben Erfolge, suchen nach einem Sinn und vermeiden negative Äußerungen über den MS-Verlauf.

Sozial sorgen Sie für Kontakte, Integration in Selbsthilfegruppen, für eine Mitgliedschaft in der Deutschen MS-Gesellschaft DMSG (Küsterstr. 8, 30519 Hannover), für finanzielle Hilfen nach PflegeVG und BSHG, für einen Schwerbehindertenausweis beim Versorgungsamt, für Hilfsmittel, Behindertenwohnung oder Wohnungsumbau (WC-Tür für Rollstuhl).

Im Spätstadium sollten Sie die Betreuung, Geschäfts-, Testier-, Fahr-, Ehe- und Schuldfähigkeit rechtlich klären lassen.

Sie können Angehörige darüber informieren, sich mit ambulanten Pflegediensten oder Tagespflege zu entlasten, an Angehörigen-Selbsthilfegruppen teilzunehmen, um ihre Aufopferung aufzugeben, sich zu erholen und sich von Schuldgefühlen frei zu sprechen. Beachten Sie: Die Depression älterer MS-Patienten kann Angehörige anstecken. Dämpfen Sie unrealistische Heilserwartungen, ohne aber die Hoffnung auf Besserung aufzugeben.

2. Herpes zoster

72. Frage: Wie erkennen Sie Herpes zoster?

Die Gürtelrose, Herpes zoster, ist das Wiederaufflammen einer früheren Windpockeninfektion bei Immunschwäche im Alter.
Drei bis fünf Tage vor der Bläschenbildung ist der Kranke abgeschlagen bei leichtem Fieber. Dann treten halbseitig gürtelförmig, oft im Brustbereich, Gruppen von schmerzhaften Bläschen und Lymphknotenschwellung auf.

73. Frage: Wie pflegen Sie einen Patienten mit Herpes zoster?

Sorgen Sie für Bettruhe und einen störungsfreien Schlaf. Vermeiden Sie Stauungswärme (leichte Bettwäsche) und halten Sie die befallene Haut trocken. Geben Sie ballaststoff- und vitamin-B-reiche Kost (Fisch, Vollkornprodukte). Halten Sie abwehrgeschwächte Besucher fern und schützen Sie sich selbst vor Ansteckung (Händedesinfektion mit Betaisodona®). Bei Stirnbefall ziehen Sie einen Augenarzt zu wegen der Erblindungsgefahr.
Unterstützen Sie die Lokaltherapie im Bläschenstadium mit eintrocknendem Linolasept® (zweimal täglich) und im Krustenstadium bei Superinfektion mit Refobacin®- oder Fucidine®-Salbe. Systemisch wird das Virostaticum Aciclovir® (Zovirax®) oder Famvir® verordnet.
Bei leichten Schmerzen erhalten die Kranken Paracetamol® oder Acetylsalicylsäure®, bei stärkeren Schmerzen Tramal®, bei schweren Schmerzen Palladon retard® und zur Vorbeugung von Dauerschmerzen Amitriptylin® oder Clomipramin®.
Bei einer Post-zoster-Neuralgie, an der 40 bis 50 % der älteren Frauen leiden können, hat sich Gabapentin® (Neurontin®) zusammen mit Amitriptylin® bewährt. TENS (Transkutane Elektro-Nervenstimulation) hilft oft zusätzlich.

Erkrankungen des Rückenmarks

74. Frage: Wie pflegen Sie einen Querschnittsgelähmten?

Die Symptome einer Querschnittslähmung sind vom Schädigungsort abhängig: Bei einer Halsmarkläsion treten spastische Arm-, Bein- und Atemlähmung auf; bei einer Brustmarkschädigung spastische Bein- und Bauchmuskellähmung; bei Schädigung des oberen Lumbalmarks schlaffe Beinlähmung, Störung der Blasen-, Darm- und Sexualfunktion und bei einer Läsion des unteren Lumbalmarks eine Fußlähmung.

In Höhe der Rückenmarksläsion bleibt die Lähmung schlaff und häufig schmerzhaft, unterhalb der Schädigung wird sie spastisch. Die in der Sensibilität gestörten Hautbezirke sind stark dekubitusgefährdet. Bei einer unvollständigen Querschnittslähmung können Blasen-, Darm- oder Sexualfunktion ungestört bleiben. Ursachen einer Querschnittslähmung sind Unfälle mit Wirbelbruch bei Osteoporose oder Rückenmarksblutungen, Bandscheibenvorfall, Tumor, Metastasen, MS und Durchblutungsstörungen.

Der Erkrankte ist sofort in ein Querschnittszentrum zu bringen. Nach der Klinik- und Reha-Entlassung führen Sie alle Prophylaxen durch. Der Kranke wird in einem Spezial-Dreh- oder Stehbrett auf Antidekubitusmatratze gelagert. Vermeiden Sie Verbrennungen mit einer Wärmeflasche, eine Obstipation und Harnwegsinfekte mit Selbstkatheterisieren oder suprapubischem Katheter. Sorgen Sie für lebenslange Krankengymnastik, Sitz-, Balance-, isometrisches, Rollstuhl- und Selbstständigkeitstraining mit Hilfsmitteln, Beschäftigungstherapie. Geben Sie verordnete Schmerzmittel, z. B. Lioresal® gegen Spastik, Marcumar® gegen Thrombose. Führen Sie einfühlende Gespräche gegen Depression, unterstützen Sie Angehörige und vermitteln Sie den Kontakt zu Selbsthilfegruppen. Weitere Informationen erhalten Sie bei der Fördergemeinschaft der Querschnittsgelähmten, Silcherstr.15, 67591 Mölsheim.

75. Frage: Welche Symptome der amyotrophen Lateralsklerose (ALS) kennen Sie?

Die amyotrophe Lateralsklerose ist eine fortschreitende degenerative Erkrankung des ersten zentralen und zweiten motorischen Rückenmarks-Neurons. ALS tritt bei ein bis zwei von 100 000 Einwohner auf, bei Männern häufiger als bei Frauen.

Die Erkrankung ist multifaktoriell bedingt, nur in 2 bis 5 % der Fälle ist sie erblich, und beginnt zwischen dem 45. und 70. Lebensjahr mit Fußheber- und Handmuskelschwäche, Muskelzuckungen und schmerzhaften nächtlichen Muskelkrämpfen. Die Sprache wird näselnd, verwaschen, Schluckstörung und Affektlabilität (plötzlicher Wechsel von Weinen und Lachen) können hinzukommen.

Die Erkrankten sterben nach drei bis fünf Jahren an Ateminsuffizienz oder Aspirationspneumonie.

76. Frage: Wie helfen Sie Patienten mit ALS?

Fördern Sie regelmäßige Atem- und Krankengymnastik gegen Kontrakturen, vermitteln Sie eine Logopädie bei Schluckstörungen und sorgen Sie für kleine Mahlzeiten mit hochkalorischer Kost. Besorgen Sie Hilfsmittel zum Essen und Trinken und klären Sie den mutmaßlichen Willen, ob der Kranke mit einer PEG einverstanden ist, um einer Aspirationspneumonie vorzubeugen. Lassen Sie evtl. eine Sauerstoffbrille, einen Rollator verschreiben und führen Sie einfühlende Gespräche gegen die Verzweiflung.

Verabreichen Sie verordnetes Mestinon® gegen Muskelschwäche und Rilutek® gegen Glutamat, Baclofen® (Lioresal®) gegen Spastik, Magnesium® gegen Muskelkrämpfe, Acetylcystein® (ACC®) gegen Verschleimung, Atropin® gegen Speichelfluss und Amitriptylin® gegen Depression und Affektlabilität. Dokumentieren Sie die Nebenwirkungen und vermitteln Sie die Erkrankten in die Gesellschaft für Muskelkranke, Im Moos 4, 79112 Freiburg.

77. Frage: Welche anderen Muskelerkrankungen kennen Sie?

Spinale Muskelatrophien mit schlaffen Lähmungen ohne Sensibilitätsstörungen beginnen früher, oft vererbte fortschreitende Muskeldystrophien mit Muskelschwäche in der Kindheit. Im Alter ist Muskelatrophie infolge Lähmung oder Inaktivität z. B. nach vier Wochen Gips am häufigsten.

Die **Myasthenia gravis** tritt bei sieben von 100 000 Einwohner auf und ist eine Autoimmunerkrankung, die zwischen dem 20. und 40. und nach dem 60. Lebensjahr beginnen kann. Die Kranken klagen zuerst über das Herabhängen des Oberlides, Augenmuskelschwäche mit Doppelbildern und abnorme Ermüdbarkeit abends, die sich nach Ruhe bessert. Die Sprache wird näselnd, Kau-, Schluckstörungen und Kopfheberschwäche kommen hinzu, zuletzt Schwäche der Arm- und Beinmuskeln. Die Symptome werden durch Infekte, Stress, Hitze und evtl. durch Medikamente verstärkt. Antikörper sind oft nachweisbar, seltener eine Thymusvergrößerung mit Kernspintomografie (MRT).

Sorgen Sie für regelmäßige Ruhepausen, für Hilfsmittel wie Prismenbrille bei Doppelbildern, evtl. für eine Kopfstütze und klären Sie den mutmaßlichen Willen des Erkrankten zu einer PEG bei Schluckstörungen.

Geben Sie zu festen Zeiten das verordnete Mestinon® und dokumentieren Sie die Nebenwirkungen (Bronchialspasmen bis Asthma). Bei Jüngeren wird eine Thymus-OP und bei Älteren eine Thymusbestrahlung empfohlen, bei myasthenischer Krise werden Mestinon®, Prostigmin® und Plasmapherese (Ersatz des entfernten Plasmas durch Humanalbumin), evtl. Prednisolon®, verordnet.

Weitere Informationen erhalten Sie bei der Deutschen Myasthenie-Gesellschaft, Langemarckstr. 106, 28199 Bremen.

Erkrankungen peripherer Nerven

78. Frage: Welche Symptome eines lumbalen Bandscheibenvorfalles (Diskushernie) kennen Sie?

Beim Bandscheibenvorfall bricht der Gallertkern in den Spinalkanal ein und drückt auf Nervenwurzeln. Lumbago verursacht Schmerzen im Lendenbereich (plötzlich »Hexenschuss«), die ins Bein bis zum Fußaußenrand ausstrahlen (Wurzel- oder Ischias-Syndrom), sich durch Husten, Niesen, Pressen verstärken und die Bewegungen einschränken. Die harte Verspannung der Lendenmuskeln führt zu Zwangs-Schonhaltung: Die Beine sind angewinkelt. Der lumbale Bandscheibenvorfall kann zu Schwäche bis zur Lähmung und seltener zu Blasen- und Mastdarmstörung führen, und evtl. die sofortige OP erfordern.

Ein zervikaler Bandscheibenvorfall (mit 2 % aller Fälle sehr selten) verstärkt Arm- und Schulterschmerzen beim Kopfdrehen.

Ursachen der Bandscheibenvorfälle sind degenerative Risse in der Bandscheibe, oft zwischen dem vierten und fünften Lendenwirbelkörper bei Übergewicht, seltener durch Verletzungen oder Tumoren. Bandscheibenvorfälle können ausgelöst werden durch Fehlbelastung, z. B. plötzliches Heben.

Andere Bandscheibenschäden (Diskopathien) können durch Osteochondrose (degenerative Faserzerstörung) oder schwere Wirbelsäulenbrüche bei Osteoporose bedingt sein. Bei fast allen Über-75-Jährigen sind radiologisch Wirbelsäulenveränderungen feststellbar, die manchmal keine Beschwerden, oft aber Rückenschmerzen und Bewegungseinschränkungen verursachen. Nur bei Jüngeren wird manchmal eine operative Versteifung von zwei bis vier Wirbeln empfohlen, Ältere Erkrankte werden mit Physiotherapie und Schmerzmitteln behandelt.

79. Frage: Wie pflegen Sie Patienten mit Bandscheibenvorfall?

Lagern Sie den Betroffenen flach und druckentlastend, evtl. in einem Stufenbett, je nach Schmerzniveau. Die Bettruhe sollte allerdings nur wenige Tage gelten. Dann sollte die Mobilisierung beginnen, weil Gehen besser ist als Sitzen, Stehen oder Bücken. Sorgen Sie für Wärme mit Fango-, Heublumenpackung oder Heißluft. Akut vertragen einige Patienten Kälte besser. Nach der Akutphase sollte die Krankengymnastik beginnen, ebenso sinnvoll Bindegewebs- und Unterwassermassage. Hilfreich ist auch eine Rückenschule und evtl. eine manuelle Therapie bei jüngeren Erkrankten.

Verabreichen Sie die verordneten Schmerzmittel wie Paracetamol® oder Tramadol®, Musaril® zur Muskelentspannung und Entzündungshemmer wie Ibuprofen® oder Diclofenac® (Voltaren®) bei Älteren nur zusammen mit Protonenpumpen-Hemmern (Omeprazol®) und dokumentieren Sie die Nebenwirkungen. Eine Operation (Nucleotomie) ist nur bei Blasen- oder Mastdarmstörung indiziert.

80. Frage: Woran erkennen Sie eine Polyneuropathie (PNP)?

Die Betroffenen klagen über brennende, strumpf- oder handschuhförmige symmetrische Schmerzen, besonders nachts, in Füßen oder Händen, über Kribbeln, Prickeln, Ameisenlaufen, Pelzigkeit, über das Schwinden von Temperatur- und Berührungsempfindlichkeit oder über Wadenkrämpfe. Es besteht eine Neigung zu Schwitzen und Unterschenkelgeschwüren. Später kann es zu fortschreitenden Lähmungen von Fuß oder Hand mit Muskelschwund oder zu Blasen-, Mastdarm- und Erektionsstörungen kommen.

Nehmen Sie diese Beschwerden sehr ernst und bitten Sie den Arzt um neurologische Untersuchungen wie Kraft-, Sensibilitätsprüfungen, Elektromyografie (EMG) und Messung der Nervenleitgeschwindigkeit (NLG) und Kontrolle des Zuckerstoffwechsels.

81. Frage: Welche Ursachen der Polyneuropathie (PNP) kennen Sie?

Die häufigste Ursache einer Polyneuropathie ist ein Diabetes mellitus, gefolgt von der alkoholbedingten und der durch Borrelliose verursachten PNP. Seltener können Vitamin-B$_{12}$- und Folsäure-Mangel (Funikuläre Myelose), Nieren- oder Leberinsuffizienz, Durchblutungsstörungen und HIV-Infektionen oder Porphyrie eine PNP verursachen.

Toxische Polyneuropathien können ausgelöst werden durch Vergiftungen mit organischen Lösungsmitteln, mit Arsen, Blei, Gold, Quecksilber, Insektiziden (E 605) oder Desinfektionsmitteln.

Folgende Medikamente können eine PNP verursachen:

- Sulfonamide und Aminoglykosid-Antibiotika wie Gentamycin®,
- das Antiarrhythmikum Amiodaron®,
- Ergotam® (gegen Migräne),
- das Antiepileptikum Phenytoin®,
- die Antidepressiva Amitriptylin®, Imipramin® und Lithium®,
- die Neuroleptika Chlorprothixen® (Truxal®) und Carbamazepin® (Tegretal®),
- das Magenmittel Cimetidin®,
- das Antirheumatikum Indomethacin®,
- Antabus® gegen Alkoholsucht und
- Zytostatika (Vincristin®).

82. Frage: Wie pflegen Sie Kranke mit Polyneuropathie?

Lassen Sie den Diabetes mit Insulin neu einstellen und wenden Sie Wärme mit Wickeln an. Ebenso müssen Sie für ausreichende Bewegung, Krankengymnastik und Fußpflege sorgen. Wichtig sind Hilfsmittel bei Lähmungen. Bei der Kost gilt es, eine Vitamin-B-reiche und fettarme Kost zu verabreichen. Eine übermäßige Bettruhe ist nicht angezeigt, da sie die Dekubitus-, Kontraktur- und Thrombosegefahr birgt.

Führen Sie entlastende Gespräche gegen die Depression und dokumentieren Sie die Nebenwirkungen der Medikamente, bspw. Clomipramin® und alpha-Liponsäure® (Thioctacid®) gegen diabetische PNP und Magnesium® gegen Wadenkrämpfe.

Sorgen Sie dafür, dass der Betroffene Alkohol und toxische Medikamente absetzt. Einigen Erkrankten hilft TENS (Transkutane Elektro-Nervenstimulation).

Lernfeld 1.4
Anleiten, beraten, Gespräche führen

83. Frage: Wie führen Sie Gespräche mit neurologisch Schwerkranken?

Die Gesprächsführung orientiert sich an der klientzentrierten Gesprächstherapie nach Rogers. Sie ist hilfreich bei Angst und schweren Belastungen durch neurologische Erkrankungen.

Die Grundprinzipien:

• Den Kranken vorbehaltlos annehmen, achten, wertschätzen,
• Empathie zeigen (Einfühlungsvermögen, Mitfühlen),
• Kongruenz (selbst echt, authentisch sein).

Verleihen Sie den Gefühlen des Betroffenen mit eigenen Worten Ausdruck. Er sollte die Gelegenheit haben, sich selbst zu kennen (Selbstexploration), sich in seinen Bedürfnissen und auch in negativen Gefühlen zu akzeptieren. So kann er sich entwickeln (Selbstaktualisierung). Die gute Beziehung zwischen Ihnen und dem Erkrankten ist die wichtigste Voraussetzung.

Neurologisch Schwerkranke leiden häufig unter Depressionen und Verzweiflung wegen der Lähmungen oder Dauerschmerzen. Sie fühlen sich für Angehörige und Pflegekräfte nur noch als Last oder wollen nicht mehr leben und reagieren nicht selten aggressiv. Sie brauchen mehr Zuwendung und vor allem einfühlsame Gesprächspartner, die ihre Hilflosigkeit und Suizidgedanken offen ansprechen, ohne diese Fragen zu tabuisieren. Gespräche sind für diese Schwerkranken oft die wichtigste Hilfe, da sie ständig zu Bewegungen ermutigt werden müssen. Dazu haben viele Pflegekräfte bei dem Personalmangel häufig keine Zeit.

Bitte beachten Sie: Nehmen Sie die Gelegenheit zur Selbstreflexion in einer Supervision wahr. Überlegen Sie, wie Sie sich selbst fühlen würden, wenn Sie so schwer und unheilbar gelähmt und dauernd pflegeabhängig wären.

Lernfeld 1.5
Bei der medizinischen Diagnostik und Therapie mitwirken

84. Frage: Welche neurologische Diagnostik können Sie dem Kranken erklären?

Die wichtigste Voraussetzung für eine gute Diagnose ist zunächst eine gute Beziehung zum Kranken. Bezugs-Pflegekräfte ergänzen die ärztliche Anamnese mit einer eingehenden Pflege-Anamnese und nehmen die Beschwerden neurologischer Patienten sehr ernst. Sie beobachten genau und informieren den Arzt, um die Diagnostik gezielt einzusetzen.

Sie sollten folgende Diagnostik verstehen und erklären können:

• Liquoruntersuchungen: Der Liquor wird mit einer Lumbalpunktion gewonnen und im Labor auf Eiweiße, Glukose, Laktat, Zellzahl und Zellhistologie und evtl. auf Bakterien untersucht.

• Apparative Verfahren:
  – Elektroenzephalografie (EEG) oder Hirnstrombild: Sie misst elektrische Aktivitäten der Hirnrinde: Alpha-Wellen bei Entspannung, Beta-Wellen bei Konzentration, Theta-Wellen bei leichtem und Delta-Wellen im Tiefschlaf. Von EEG-Allgemeinveränderungen sind Herdbefunde, z.B. ein Krampffokus, zu unterscheiden. Epilepsietypische Potenziale sind spikes and waves (Spitzen und Wellen). Sonderformen sind Schlaf- und Langzeit-EEG, evozierte Potenziale (durch Reize ausgelöste Reizantwort) oder visuell evozierte Potenziale VEP), akustisch evozierte Potenziale (AEP) und somatosensibel evozierte Potenziale (SSEP).
  – Elektroneurografie. Sie misst die motorische und sensible Nervenleitgeschwindigkeit (NLG) peripherer Nerven.
  – Elektromyografie (EMG): Sie beurteilt die Muskelaktivität.
  – Doppler-Sonografie: Dieser Ultraschall klärt die Durchblutung der zum Gehirn führenden Arterien.

• Bildgebende Verfahren:
  – Röntgen von Schädel und Wirbelsäule.
  – CT oder CCT (Craniale Computertomografie) sind mit Computer ausgewertete Röntgenschichtbilder des Kopfes.
  – Kernspintomographie (NMR = Nukleare Magnetresonanz oder MRT = Magnetresonanztomografie) stellt Gehirnstrukturen relativ scharf dar.
  – Zerebrale Angiografie ist eine Gefäß-Kontrastuntersuchung.

- Myelografie stellt den Spinalkanal mit Kontrastmittel dar.
- Emissionscomputertomografie ist ein rechnergestütztes Aufnahmeverfahren mit radioaktivem Technetium (Szintigrafie) wie SPECT (Single-Photon-Emissionscomputertomografie) und PET (Positronen-Emissionstomografie), das die Stoffwechselprozesse des Gehirns misst.
- Biopsie: Gewebsentnahme zur feingeweblichen Untersuchung von Nerven oder Muskeln.

85. Frage: Was sollten Sie nach einer Lumbalpunktion beachten?

Die Lumbalpunktion wird meist zwischen dem dritten und vierten Lendenwirbeldornfortsatz durchgeführt. Sie dient nicht nur der Gewinnung von Liquor, sondern auch therapeutisch zur Arzneianwendung, z. B. bei der Spinalanästhesie. Sorgen Sie im Anschluss für eine 24-Stunden-Bettruhe in Flachlagerung, weil es beim Aufrichten oder Stehen zu Nacken-/Kopfschmerzen und Erbrechen kommen kann. Beruhigen Sie den Kranken und begründen Sie die zwingende Notwendigkeit dieser Untersuchung.

86. Frage: Welche Antiparkinsonmittel und ihre Gefahren kennen Sie?

- Dopamin-Agonisten (Dopaminergika):
  - Ergot-Dopa-Agonisten wie Cabergolin® (Cabaseril®, Dostinex®), Bromocriptin® (Pravidel®, Kirim®), Dopergin®, Pergolid® (Parkotil®). Nebenwirkungen sind Erbechen, Dyskinesien, Schlafstörungen und später Psychose.
  - Nicht Ergot-Dopa-Agonisten wie Requip®, Ardartrel® und Sifrol®. Sie können zu plötzlichem Einschlafen führen.
- Dopamine erhalten multimorbide Über-70-Jährige zuerst (morgens vor dem Aufstehen): Levodopa comp B® (mit Benserazid wie Madopar®) und Levodopa comp C® (mit Carbidopa wie Isicom® oder Striaton®) fördern Erbrechen, Blutdruckabfall, Arrhythmie, Halluzinationen bis hin zur Psychose.
- Dopamin-Abbau-Hemmer
  - MAO-B-Hemmer wie Selegilin® (Movergan®, Xilopar®). Sie können Übelkeit, Schwindel und Verwirrtheit auslösen.
  - Comt-Hemmer wie Comtess®. Sie können Durchfälle auslösen.

- Glutamat-Antagonisten:
  - Amantadin® (PKMerz®, Tregor®) bei geringen Symptomen. Sie können Verwirrtheit, Unruhe, Hypotonie, Übelkeit, Schlafstörungen und selten Psychose fördern.
- Anticholinergika wie Biperiden® (Akineton®), Tremarit®, Sormodren®, Artane® oder Parkopan® und Osnervan®. Sie können zu Übelkeit, Sehstörungen, Verstopfung, Harnverhalt bei Prostata-Adenom und zu Verwirrtheit führen.
- Antiparkinsonmittel können stören durch das On-Off-Phänomen (plötzlicher Wechsel von Hyperkinese zu Akinese), End-of-dose-Akinese (rasches Wirkungsende nach Spitzenwirkung) und akinetische Krise (Bewegungsstarre) (vgl. Frage 51).

87. Frage: Welche Wirkungen und Nebenwirkungen von Antiepileptika berücksichtigen Sie?

Antiepileptika oder Anticonvulsiva schirmen Nervenzellen gegen die elektrische Übererregbarkeit ab. Der Medikamentenspiegel im Blut sollte bei Nebenwirkungen kontrolliert werden.

- Antiepileptika der ersten Wahl gegen generalisierte Anfälle:
  - Lamotrigin (Elmendos®) kann Übelkeit, Schwächegefühl, Kopfschmerzen und Hautausschläge bedingen;
  - Topiramat (Topamax®) kann Schwindel, Sensibilitäts- und kognitive Störungen verursachen;
  - Valproinsäure® (Ergenyl®) kann zu Haarausfall und Zittern führen;
  - Petnidan® wirkt gegen Absencen und kann Gewichtsverlust, Durchfall oder Verstopfung bedingen;
  - Luminal® wird manchmal zusätzlich verordnet und kann müde und antriebslos machen.
  - Selten wird noch Mylepsinum® verordnet, das zu Schilddrüsenstörung führen kann.
- Antiepileptika gegen fokale Anfälle:
  - Empfohlen werden auch Lamotrigin, Topiramat und Valproinsäure®;
  - Gabapentin® (Neurontin®) kann sedieren, Gangstörungen oder Ödeme verursachen;
  - Carbamazepin® (Tegretal®, Timonil®) können zu Schwindel mit Sturzgefahr, zu Leukozytenabfall und Ekzemen führen;

– Keppra® kann sedieren, schwindelig machen;.
– Apydan® und Timox® vermindern die Leukozyten und können zu Schwindel führen.

• Bei Status epilepticus ist Diazepam rectal tube® oder Lorazepam® (Tavor®) oder Rivotril® zu geben. Sie sedieren, dämpfen die Atmung und können den Blutdruck senken.

88. Frage: Wie unterstützen Sie die Schmerzbehandlung bei neurologischen Erkrankungen?

Als Pflegekraft vertreten Sie realistische Ziele der Schmerzlinderung: Es geht um das relative Wohlbefinden und weniger um eine völlige Schmerzfreiheit. Diese ist in 20 % der Fälle nicht mehr erreichbar. Sie sollten aber verschiedene Möglichkeiten der Schmerzenlinderung kennen:

• **Komplementäre Schmerzbehandlung:** Hierunter ist Physiotherapie zu verstehen, also das passive Lagern nach Wunsch des Betroffenen, Massagen oder Lymphdrainage. Eine aktive Physiotherapie hilft mit Krankengymnastik, isometrischem und isotonischem Muskel- und Krafttraining und Haltungsschulung. Die Ergotherapie lenkt mit Beschäftigung ab und benutzt Hilfsmittel wie Rollator, Stützgürtel, Greif- und Hebehilfen. Die Akupunktur wirkt meist nur kurz. Eine manuelle Therapie oder Chiropraktik ist für ältere Menschen nicht mehr geeignet.

• **Physikalische Therapie:** Kälte hilft bei akuten und Wärme bei chronischen Schmerzen. Hierzu zählen z.B. Peloid- (Moor-, Fango-) Packungen, Wickel oder Auflagen. Die Transkutane elektrische Nervenstimulation TENS reizt nicht schmerzleitende Nerven und hilft oft bei Polyneuropathie, Postzoster-Neuralgie und Postfraktur- und Rückenschmerzen. Alginat- oder Hydrokolloid-Verbände wirken auch gegen Wundschmerzen. Ultraschall- und Magnetfeldtherapie werden von manchen empfohlen.

• **Naturheilkunde:** Hier geht es um die ganzheitliche Behandlung. Die Naturheilkunde baut über Ordnungstherapie Stress ab, hilft mit Hydrotherapie (Kneippen, Dampf- und Solebädern), wendet Quark-Wickel, Moor-, Lehm-, Schlamm- und Schlick-Packungen an, setzt Klima- und Helio-Therapie mit Sonne und ausleitende Therapie wie Abführen, Schwitzen, Schröpfen, Aderlass und Blutegel ein. Mit Heilfasten, wenig Fleisch und viel Fisch werden rheumatische Schmerzen gelindert.

• **Psychotherapie:** Bei einer somatoformen Schmerzstörung und gestörter Schmerzverarbeitung ist die Psychotherapie indiziert. Ältere Menschen sind selten dazu zu motivieren. Bewährt hat sich die kognitive Verhaltenstherapie (KVT) in Gruppen oder einzeln. Sie informiert über Schmerz-Entstehung und -Aufrechterhaltung, entspannt, analysiert das Schmerzerleben mit Schmerztagebuch oder Schmerzempfindungs-Skalen, die Schmerzbeeinträchtigung, die Bewältigungsversuche und die psychosozialen Schmerzfolgen. KVT lobt jede Bewegung und Aktivität. Gesprächsgruppen solidarisieren.

- **Soziotherapie:** Eine vertraute Bezugsperson nimmt Schmerzen ernst, gibt intensive Zuwendung mit Berühren, Einreiben oder einem Haustier, lagert entspannend, baut Kontakte auf und ermutigt zu Bewegungsübungen in einer Gruppe.
- **Alternative Therapien:** Linsen- und Rapskneten für rheumatische Finger, Schwefelheilquelle, Lavendelmilchbad, Heublumen- und Ingwerwickel, Retterspitzpackungen, Shiatsu, Zilgrei und Klangtherapie haben nicht nur eine Placebowirkung.
- **Phytotherapeutika:** Besonders wirksam sind Brennnessel, Guajakholz, Beinwell (Kyttasalbe®), Mistel, Teufelskralle und Weidenrinde.
- Die **chemischen Analgetika** teilt die WHO in drei Gruppen:
  1. Nicht opioidhaltige wie Paracetamol®, ASS®, Metamizol® (Novalgin®) und nicht steroidale Antirheumatika (NSAR) wie Ibuprofen®, Diclofenac® und Cox2-Hemmer wie Arcoxia®.
  2. Schwache, nicht BtM-Opioide wie Tramadol®, Tilidin mit Naloxon (Valoron-N®), Katadolon®, Kombinationen mit Codein® wie Dolviran N®.
  3. Starke Opioide (nach BtM-Gesetz) wie Morphin® (Capros®, M-long®, MSI®, MSR®, MST®, Painbreak®), Oxycodon-HCl® (Targin®, Oxygesic retard®), Hydromorphon (Jurnista®, Palladon retard®), Dipidolor®, Fentanyl® (Abstral®, Actiq®, Effentora®, Fentadolon®-, Durogesic®- und Matrifen®-Pflaster), Buprenorphin (Subutex®, Temgesic®, Norspan®-, Transtec®-Pflaster). Für Ältere ungeeignet sind Dolantin® und Polamidon®.
- **Invasive Schmerztherapie:** Sie erfolgt mit PCA-Pumpen (Patient controlled analgesia) wie Fentanyl®-Injektionslösung oder als rückenmarksnahe Opioidgabe mit Periduralkatheter oder Lokalanästhesie z. B. mit Lidocain® und ist eher selten nötig.
- Die **Operation** bei Tumoren wird evtl. mit Opioiden eingeleitet und postoperativ wird der Patient möglichst schmerzfrei gehalten.
- **Strahlen- und Chemotherapie** mit Zytostatika werden bei inoperablem Tumor, bei Knochen- und Lebermetastasen nötig.

89. Frage: Welche Nebenwirkungen von Opioiden beachten Sie bei alten Menschen?

Opioide sind bei nicht tumorbedingten Schmerzen wie Osteoporose, Polyarthrose, Postzoster-Schmerzen und Polyneuropathie indiziert. Sie haben weniger organische Nebenwirkungen als NSAR.

- Frühe Nebenwirkungen sind Verstopfung, Übelkeit, Sedierung und manchmal Verwirrtheit.
- Anhaltende Nebenwirkungen sind Verstopfung, die Macrogol® (Movicol®) und oft zusätzlich Lactulose® (Bifiteral®) oder Natriumpicosulfat (Agiolax®, Laxoberal®) erfordert. Selten ist ein Klistier, ein Einlauf und zuletzt Ausräumen nötig. Bei Übelkeit hilft Zofran® oder Vomex A®.
- Selten sind Gallenkoliken, Harnverhalt, enge Pupille, Juckreiz, Euphorie und Atemdepression, wenn der Kranke zusätzlich zu den Opioiden hohe Benzodiazepin-Dosis erhält. Opioidabhängigkeit kann bei 3 % der Opioid-Patienten auftreten, wenn Opioide nach Bedarf und nicht regelmäßig vorbeugend gegeben werden.

90. Frage: Mit welchen Gefahren rechnen Sie bei der Gabe von nicht steroidalen Antirheumatika?

Ältere Menschen dürfen NSAR wie Ibuprofen®, Diclofenac® (Voltaren®), Naproxen®, Piroxicam®, Indomethazin®, Phenylbutazon oder Cox2-Hemmer (Celebrex®, Arcoxia®) nur mit Magenschutz (Protonenpumpen-Hemmer wie Omeprazol®, Pantoprazol® oder Nexium mups®) einnehmen, weil diese Mittel sonst zu Magendurchbruch oder Magenblutung führen können. ASS® (Acetylsalicylsäure) verursacht häufig Magenbeschwerden. Außerdem vertragen sich diese Mittel schlecht mit ACE-Hemmern und oralen Antidiabetika.

91. Frage: Bei welchen Schmerzen sprechen Sie mit dem behandelnden Arzt über Co-Analgetika?

Bei neuropathischen Schmerzen wirken Antidepressiva wie Amitriptylin®, weniger Clomipramin®, Doxepin® und Mirtazapin® co-analgetisch, d.h. sie sparen Schmerzmittel ein, weil sie die Schmerzempfindung hemmen und das Schmerzgedächtnis löschen. Gewöhnlich reichen 25 mg Amitriptylin® aus, d.h. die antidepressive Dosis von etwa 100 mg ist nicht erforderlich. Analgetisch unwirksam sind andere Antidepressiva wie Citalopram® und Trevilor®.

Kortison hilft bei Schwellungen durch Hirndruck.

Antikonvulsiva wie Gabapentin® (Neurontin®) oder Lyrica® oder Rivotril® wirken coanalgetisch bei neuropathischen Schmerzen.

Muskelrelaxantien wie Baclofen® (Lioresal®), Mydocalm® und Tetrazepam® (Musaril®) sparen Schmerzmittel durch Muskelentspannung ein.

Biphosphonate wie Alendronsäure® (Fosamax®) und Calcitonin® sind bei Osteoporose dringend nötig.

Lernbereich 2
Alte Menschen bei der Lebensgestaltung unterstützen

92. Frage: Wie helfen Sie dabei, die Selbstständigkeit wiederzuerlangen oder zu erhalten?

Der neurologisch Erkrankte sollte sich mehrmals täglich bewegen und bei Gelenkverschleiß auch gegen den Anfangsschmerz angehen. Bei Ermüdungsschmerz ist eine Pause anzuraten. Motivieren Sie den Kranken, regelmäßig seiner Lieblingsbeschäftigung nachzugehen, sich bei Schmerzen immer wieder zu entspannen oder Hausarbeiten zur Förderung seiner feinmotorischen Fertigkeiten durchzuführen. Die Betroffenen sollen sich allein waschen, kämmen und an- und ausziehen. Sie sollten üben, allein oder mit Hilfsmitteln zu essen und eigenständig zur Toilette zu gehen. In Gruppen gelingt die Aktivierung besser als allein, weil sich die Gruppenmitglieder gegenseitig Tipps geben können. Loben Sie jede selbstständige Tätigkeit und setzen Sie Ergotherapeuten ein, um mit Beschäftigung Freude zu bereiten. Bewegungsspiele und Tanz fördern nicht nur selbstständige Bewegungsfähigkeiten, sondern schaffen und erhalten Kontakte.

Wenn Sie bei Gelähmten auch nur Teilerfolge in der Selbstständigkeit erzielen, schützen Sie den Kranken damit dennoch vor Depression, Verzweiflung und suizidalen Gedanken. Er erlangt auch bei Teilerfolgen das Gefühl wieder, nicht nur eine Last zu sein. Besondere Erfolge in der Wiederherstellung der Selbstständigkeit haben Sie, wenn der Betroffene eine soziale Aufgabe übernimmt, für andere wieder etwas tun kann oder anderen z. B. auf dem Wohnbereich helfen kann und wenn diese Aktivität für ihn oder für andere sinnvoll ist. Dann lernt er, mit Schmerzen zu leben und sich relativ wohl zu fühlen.

93. Frage: Wie sichern Sie Kontakte und Umgebung?

Neurologisch Alterskranke sind oft einsam oder durch Schlaganfall oder MS sprachgestört. Sie brauchen soziale Kontakte, um Verschlimmerungen vorzubeugen, weil sie in Gesprächen Stress abbauen können. Pflegekräfte können hier mit Angehörigen, Nachbarn, Gemeindemitgliedern oder Ehrenamtlichen sprechen, um regelmäßige

Besuchskontakte oder auch Telefonketten zu ermöglichen oder den Tagesablauf zu gestalten, z. B. bei Hausarbeiten zu helfen oder mit anderen zu spielen.

Wenn es Ihnen gelingt, die Kranken zu motivieren, für andere etwas zu tun, z. B. sie regelmäßig anzurufen, dann haben selbst Schwerbehinderte das Gefühl, noch gebraucht oder wenigstens für einen noch wichtig zu sein, sodass sie sich nicht selbst aufgeben oder an Suizid denken.

Als Mitarbeiterin einer Sozialstation können Sie dabei helfen, Wohnbedingungen zu verändern, z. B. zu enge, mit Möbeln voll gestellte Zimmer, Teppiche als Stolperfallen, zu niedrige Toilettensitze, fehlende Haltegriffe in Bad oder WC etc. zu beseitigen bzw. zu ersetzen. Hilfsmittel helfen dabei, die Selbstständigkeit so lange wie möglich zu erhalten und schützen gelähmte, schwindelige Kranke vor Stürzen.

In Pflegeeinrichtungen sind die Wohnbedingungen behindertengerecht zu gestalten und die Bewegungsfreiheit so weit wie möglich, z. B. im Flur und im Garten, zu erweitern, um Mitbewohner mit ähnlichen Behinderungen zu treffen und ansprechen zu können. Das erhält das Gefühl der Selbstbestimmung.

Lernbereich 3
Rahmenbedingungen altenpflegerischer Arbeit

Lernfeld 3.1
Institutionelle und rechtliche Bedingungen berücksichtigen

94. Frage: Welche finanziellen Ansprüche haben Angehörige?

Angehörige können finanzielle Hilfen beantragen. Zum einen für häusliche Kranken-
pflege und evtl. eine Rehabilitationskur bei der gesetzlichen Krankenversicherung
(GKV), zum anderen Pflegegeld und Sachleistung für ambulante Pflegedienste und
Tagespflege bei der Pflegeversicherung.

Tabelle 1: Pflegegeld und Sachleistungen der Pflegeversicherung.

Pflegestufe	Pflegegeld	Sachleistung	Wochenstunden
I	€ 225	€ 440	14
II	€ 430	€ 1.040	21
III	€ 685	€ 1.510	Rund um die Uhr

Für die Kurzzeitpflege zahlt die Pflegekasse unabhängig von der Pflegestufe € 1.470.
Beim Sozialamt erhalten Berechtigte (nach SGB XII) Hilfe zur Pflege, wenn das Geld
der Pflegeversicherung nicht ausreicht, bzw. eine Eingliederungshilfe für Behinderte
nötig wird. Ein Schwerbehindertenausweis wird beim Versorgungsamt beantragt.
Der Hausarzt verordnet
* auf Kosten der GKV
  - Heilmittel wie Krankengymnastik, Logopädie,
  - Hilfsmittel wie Inkontinenzmaterial, Prothesen, Hörhilfen und
* auf Kosten der Pflegeversicherung Pflegehilfsmittel zur Erleichterung der Pflege,
  zur Körperpflege, zur selbstständigen Lebensführung, zur Beschwerdelinderung
  und zum Verbrauch.

95. Frage: Welche Unterstützung gibt es für Angehörige?

Von den 2 246 829 Pflegebedürftigen in Deutschland (Statistisches Jahrbuch 2009) werden 68,4 % zu Hause (46 % ausschließlich durch Angehörige, 22,4 % zusätzlich durch Pflegedienste) und 31,6 % in Pflegeeinrichtungen gepflegt.

Pflegende Angehörige sind zeitlich, emotional, familiär, gesundheitlich, körperlich und in der Beziehung überlastet. Umso wichtiger ist es hier, wenn professionelle Pflegekräfte hinzukommen. Sie können Angehörigen dabei helfen, sich zu filialer Reife zu entwickeln, bspw. der Mutter ohne Schuldgefühle konsequent Grenzen zu setzen und eigene Grenzen zu akzeptieren. Professionelle Pflegekräfte haben auch den Überblick über die Einsatzmöglichkeiten von fremder Hilfe.

Das beginnt dort, wo andere Angehörige zur Mithilfe aufgefordert werden. Es erstreckt sich über eine zeitliche Entlastung durch die Inanspruchnahme von Notfallhilfen, Tagespflege oder Haushaltshilfen. Ein breites Angebot gibt es auch an Mahlzeiten-, Reinigungs-, Wäsche-, Reparatur- oder Fahrdiensten. Es gibt Telefonketten, Nachbarschaftshilfe, Besuchsdienste mit Ehrenamtlichen und mobile soziale Hilfsdienste, die einspringen können. Vielen Angehörigen ist immer noch nicht bewusst, dass sie Kurse in häuslicher Krankenpflege besuchen können. Außerdem erhalten pflegende Angehörige finanzielle Hilfen, z. B. für gemeindenahe Rehabilitationsmaßnahmen und Tagespflege. Es gibt die Möglichkeit, das Haus oder die Wohnung evtl. für einen Rollstuhl umzubauen. Ebenso wichtig ist die Beantwortung von Fragen hinsichtlich der Testier-, Geschäfts-, Schuldfähigkeit und die Einrichtung einer Betreuung.

Pflegekräfte können Angehörigen dabei helfen, ihre Tendenz zur Selbstaufopferung zu korrigieren und dem drohenden Burn-out durch den Besuch von Selbsthilfe- und Gesprächsgruppen vorzubeugen. Pflegestress, Ekel oder Schuldgefühle belasten viele Angehörige. Pflegekräfte können hier für Entlastung sorgen, denn sie kooperieren mit Hausärzten, Apothekern, Seelsorgern und evtl. Hospizmitarbeitern.

Wichtige Entlastungsmöglichkeiten sind

• **Tagespflege:** Sie ergänzt die Hilfe von Sozialstationen, verhindert vorzeitige Klinik- oder Heimeinweisung, fördert Kranke im Training der Aktivitäten des täglichen Lebens, in Medikamenten-Einnahme, in sozialen Kontakten, in Tagesstrukturierung durch verlässliche Abhol- und Bringdienste, durch Informationen z. B. über Lähmungen, durch Anleitung zur Pflege und durch Gesprächskreise. Angehörige lehnen Tagespflege nicht selten ab, weil sie Kosten (die die Pflegeversicherung übernimmt) meiden oder fürchten, Aufgaben zu verlieren, getadelt zu werden, sich schämen zu müssen wegen Auffälligkeit und Inkontinenz oder wegen Vernachlässigung oder gar Misshandlungen.

- **Einrichtungen der Nachtpflege** gibt es in der Deutschland nur zweimal.
- **Wochenendpflege:** Sie muss bisher privat bezahlt werden, wie auch die **Stundenpflege**, die einzelne Pflegeeinrichtungen anbieten.
- **Kurzzeitpflege:** Sie entlastet Pflegekräfte Angehörige nur in ihrem Urlaub, kann den Kranken kurzfristig fördern, soziale Kontakte vermitteln und auf eine evtl. spätere Heimeinweisung vorbereiten. Nur ein Drittel der Angehörigen nehmen die Kurzzeitpflege in Anspruch, weil sie den Pflegebedürftigen nicht loslassen können und weil die Kranken fürchten, für immer abgeschoben zu werden.
- **Seniorenzentren:** Sie könnten Gedächtnisambulanzen (Memory Kliniken), Beratungsstellen, ambulante Pflegedienste, Tagespflege, Hausärzte, Selbsthilfegruppen, Tagesstätten, Hausgemeinschaften, betreutes Wohnen, Heim- und Hospizpflege, Tageskliniken, geriatrische und gerontopsychiatrische Abteilungen vernetzen.

96. Frage: Wie können Sie neurologisch Kranke palliativ pflegen?

Da ein Drittel der 80- bis 90-Jährigen und 45 % der Über-90-Jährigen in Pflegeeinrichtungen sterben, werden mehr Plätze für schwer Pflegeabhängige und auch mehr Pflegekräfte nötig. Die Palliativpflege als Kernkompetenz in einer Pflegeeinrichtung widerspricht nicht der aktivierenden Pflege. Eine Umstrukturierung der Einrichtungen ist dringend geboten. Viele Bewohner von Pflegeeinrichtungen könnten, wie in Hausgemeinschaften erprobt, solange wie möglich in hauswirtschaftliche Tätigkeiten integriert, mit regelmäßiger Krankengymnastik und Ergotherapie aktiviert werden, in Pflege-Oasen (für Kontakte und Rückzugsmöglichkeiten) und zuletzt in Palliativ- oder Hospizstationen nach individuellen Bedürfnissen gepflegt werden, um ihre Lebensqualität bis zuletzt trotz Fatigue (Erschöpfung) mit Angehörigen zu erhalten.

- Angehörige von Bewohnern brauchen
  - wertschätzende regelmäßige Einzelgespräche unter vier Augen, um Schuldgefühle abzubauen, biografische Gewohnheiten, den mutmaßlichen Willen des Bewohners, zu erläutern, um Zuwendung zu geben und bei der Versorgung zu helfen;
  - wohnbereichsbezogene Gesprächsgruppen, um Beziehung zu klären, regelmäßige Besuche zu ermöglichen, bei der Pflegeplanung mitzuarbeiten, Zufriedenheitsfragebögen auszufüllen und einen Angehörigenbeirat zu gründen;

– Öffentlichkeitsarbeit (3-mal jährlich) über den Pflegenotstand, aktivierende Pflege und Motivation zu ehrenamtlicher Mitarbeit in der Sterbe- und Trauerbegleitung.

• Ehrenamtliche
  – wollen sich verwirklichen, selbst zufriedener altern, Sinngebung erfahren und anerkannt werden, wenn sie alten Kranken helfen.
  – brauchen Aufwandsentschädigung, Fahrkostenerstattung, Unfall- und Haftpflichtversicherung, Fortbildung, Integration ins Team, Konfliktgespräche, Supervision.

97. Frage: Welche Rechtsfragen beachten Sie?

Rechtsansprüche auf ein individuell einmaliges, so weit wie möglich selbstbestimmtes Leben bis zuletzt haben auch neurologisch Schwerkranke.

Sie sollten

• von Schmerzen weitgehend befreit werden;
• auch bei unvernünftigen Wünschen beachtet werden;
• gut gepflegt werden, sich für Alternativen entscheiden dürfen;
• gut informiert werden, Fragen ehrlich beantwortet bekommen;
• mit entscheiden dürfen, wie sie gelagert werden, wie und wo sie sterben möchten und wer sie begleiten soll;
• so betreut werden, dass sie in Würde sterben können.

Vorausverfügungen bei Äußerungsunfähigkeit, z. B. im Koma, sollte jeder Mensch beizeiten treffen. Bewusstlose können aber eine Entscheidung gegen eine Lebensverlängerung nicht mehr ändern. Deshalb sollte die Patientenverfügung (§ 130 BGB) genaue Anweisungen enthalten, z. B. zu einer PEG. In ihr dürfen ärztlich notwendige Maßnahmen abgelehnt werden, d. h. sie setzt die Behandlungspflicht des Arztes außer Kraft. Nur etwa 20 % der älteren Menschen haben eine Patientenverfügung. Bei der Abfassung einer Vorsorgevollmacht (§§ 1896, 1904 BGB) muss der Vollmachtgeber noch geschäftsfähig sein. Bei vermögensrechtlichen Fragen ist die Vorsorgevollmacht notariell zu beglaubigen. Wenn der Kranke äußerungs- oder einwilligungsunfähig ist, entscheidet der Bevollmächtigte über medizinisch notwendige Maßnahmen.

Mit einer Betreuungsverfügung (§§ 1897, 1901, 2a BGB) kann der Kranke einen Betreuer für bestimmte Aufgaben, z. B. Aufenthaltsbestimmung, bestimmen. Das Vormundschaftsgericht muss zustimmen.

Der aktuelle Wille eines Urteilsfähigen hat Vorrang vor einer Patientenverfügung oder Vorsorgevollmacht. Wenn beide fehlen, können Angehörige den mutmaßlichen Willen des Kranken mitteilen. Wenn sie aber den mutmaßlichen Willen nicht kennen, sollte ein Ethik-Konsil der Einrichtung oder der Klinik über Für und Wider einer Maßnahme, z. B. PEG-Anlage, beraten. Letzte Entscheidung obliegt dem Vormundschaftsgericht.

Freiheitsbeschränkende Maßnahmen sind alle länger andauernde oder regelmäßig wiederholte Maßnahmen wie Fixierung, Verschließen von Zimmern, Bettgitter und dauernde Beruhigungsmittelgabe, die eine richterliche Anordnung erfordern. Ohne eine solche ist eine freiheitsbeschränkende Maßnahme ausnahmsweise nur zulässig, wenn der Betreute sich selbst oder andere gefährdet (rechtfertigender Notstand). Der Freiheitsentzug muss jedoch verhältnismäßig sein und ist nur für kurze Zeit zulässig.

Fixierung ist jede Maßnahme, die die Bewegungsfreiheit einer Person einschränkt, wie Gurte oder Ruhigstellung mit Neuroleptika. Fixierung gegen den Willen des Patienten ist eine strafbare Freiheitsberaubung (§ 239 StGB). Sie ist nur zulässig, wenn der Patient einwilligt oder ein Rechtfertigungsgrund (akute Selbst- oder Fremdgefährdung) oder eine richterliche Anordnung (§ 1906 BGB) vorliegt bzw. unverzüglich nachträglich beigebracht wird.

Hilfe im oder beim Sterben ist rechtlich nur straffrei als passive Sterbehilfe. Darunter versteht man Therapie-Reduktion und -Abbruch statt Maximaltherapie (auf Angehörigenwunsch) und Therapie-Erhalt. Das Einstellen oder Nichtergreifen von lebenserhaltenden Maßnahmen in aussichtsloser neurologischer Krankheit mit mutmaßlicher Einwilligung des Patienten bedeutet Palliativpflege bis zuletzt: Der Patient erhält Zuwendung, Schmerzlinderung, erstickt und verdurstet nicht. Das Sterben wird aber zugelassen. Juristen nennen dies »straflose Behandlungsbegrenzung«.

Unter »indirekter Sterbehilfe« wird eine regelrecht durchgeführte Schmerzlinderung verstanden, bei der eine Lebensverkürzung in Kauf genommen wird, ohne dass sie beabsichtigt ist. Juristen sprechen von »Leidenslinderung bei Gefahr der Lebensverkürzung«.

Die Beihilfe zur Selbsttötung ist rechtlich umstritten, wird aber von der ärztlichen Standesethik als unärztlich abgelehnt. Pflegekräfte und Ärzte haben immer die Pflicht, das Leben Suizidgefährdeter zu erhalten.

Rechtlich verboten ist die Tötung auf Verlangen oder aktive Sterbehilfe: Nach einer Allensbacher Umfrage (2008) waren 53 % der Deutschen (20 % der Heimleiter) dafür, 19 % dagegen und 23 % unschlüssig. Die Tötung auf Verlangen ist fast immer ein Hilferuf, wird aber mit dem Selbstverfügungsrecht bei Angst vor Schmerzen oder vor einem lebensunwerten Leben begründet. Dagegen steht die Aussage: Unser Leben ist eine Leihgabe Gottes. Aktive Sterbehilfe ist durch mitmenschliche Sterbebegleitung und durch Palliativpflege zu verhindern.

Psychiatrisch-neurologische Rechtsprobleme:

- Strafrechtlich: Ist der Kranke vermindert schuldfähig oder schuldunfähig und verhandlungsfähig?
- Zivilrechtlich: Ist der Kranke geschäfts- und testierunfähig? Ist er haftungsfähig oder zurechnungsfähig bei Schadensersatzverfahren?
- Sozialrechtlich: Hat der Kranke Anspruch auf Rente, auf Pflegegeld und Sachleistung aus der Pflegeversicherung oder auf Hilfen nach dem Bundessozialhilfegesetz BSHG, z.B. Grundsicherung im Alter und bei Erwerbsminderung (vgl. Frage 94).

Lernfeld 3.2
An qualitätssichernden Maßnahmen in der Altenpflege mitwirken

98. Frage: Welche Konzepte der Qualitätssicherung in der neurologischen Pflege führen Sie durch?

Ein Qualitätsmanagement dient der Qualitätssicherung nach DIN-EN-ISO 9000:2008, um fachliche Standards einzuhalten. Verantwortlich ist die Leitung. Donabedian unterscheidet:

- **Strukturqualität** wie Ausstattung der Räume, der Zeit (Tagesstuktur), Qualifikation der Pflegekräfte und Arbeitsorganisation;
- **Prozessqualität** wie Pflegestandards (z.B. Dauer von Patientengesprächen), Pflegeprozess (Informationen sammeln, Ressourcen und Probleme erkennen, Pflegeziele festlegen, Pflegemaßnahmen planen, Pflege durchführen und bewerten), Organisation und Dokumentation.
- **Ergebnisqualität** wird vom MDK überprüft nach Professionalität und Zufriedenheit der Bewohner, der Mitarbeiter und der Angehörigen.

In der internen Qualitätssicherung überprüfen Qualitätsbeauftragter und Qualitäts-
zirkel (Arbeitsgruppe, die sich alle zwei bis drei Wochen trifft) das Qualitätsmanage-
menthandbuch mit Leistungsstandards, Pflegeleitbild, Einrichtungskonzept von Heim
und Sozialstation, Bewohner- und Mitarbeiterbefragung und Pflegedokumentation.
Dazu sind die Einrichtungen per Gesetz verpflichtet. Die externe verpflichtende Qualitätssicherung wird von der Heimaufsicht und vom Träger, die freiwillige vom MDK
oder TÜV durchgeführt.

Eine wichtige Maßnahme der Qualitätssicherung, die Weiterbildung in der Pflege
neurologisch Kranker und in der Beobachtung und Dokumentation von Medika-
menten-Nebenwirkungen, ist leider sehr selten.

Zur Qualitätssicherung ist der Karnofsky-Index hilfreich (100 = uneingeschränkte
Aktivität, 70 = arbeitsunfähig, 40 = pflegerische Betreuung, unter 30 = Palliativpflege erforderlich). Ebenso hilfreich – und leider oft unbekannt – sind internati-
onale Selbstbeurteilungsverfahren zur Erfassung der Lebensqualität wie Quality of
Life Enjoyment and Satisfaction Questionaire und die Quality of Life Scale. Selbst-
und Fremdbeurteilungen wie die Quality of Well-Being Scale (erfasst gesundheits-
bezogenes Wohlbefinden) und der Spitzer-Index beurteilen die Lebensqualität nach
Aktivität, Alltagserleben, Gesundheit, Unterstützung und Zukunftsperspektive.

Die TNM-Klassifikation (T Tumor, N Nodulus, M Metastasen) für die Stadien der
bösartigen Tumoren sollten auch Pflegekräfte kennen.

Da die meisten Hirnerkrankungen Verwirrtheitszustände (Delir) und häufig Depressionen zur Folge haben, sind für die Pflege neurologisch Kranker gerontopsychiatrische Fortbildungen dringend notwendig, um die Pflegequalität, d.h. Würde und
Wohlbefinden dieser Kranken bis zuletzt zu erhalten.

Lernbereich 4
Altenpflege als Beruf

99. Frage: Welche ethischen Herausforderungen beachten Sie in der Pflege neurologisch Kranker?

Der International Council of Nurses (ICN) benennt Wertvorstellungen für die Haltung gegenüber dem Pflegebedürftigen. Medizinethische Leitsätze formulierte die Helsinki-Deklaration bereits 1964.

So sollten Pflegekräfte vor Entscheidungen Ethik-Grundsätze, wie Lebensqualität (vgl. Frage 98), Selbstbestimmung des Kranken, seine Bedürfnisse, Wertvorstellungen und seine Situation, berücksichtigen.

Die Erhaltung der Lebensqualität ist die wichtigste ethische Forderung für die Pflege: körperlich ohne Schmerzen und Beschwerden, emotional ohne Angst und Verzweiflung, sozial nicht allein und nicht als Last empfunden zu werden, spirituell einen Sinn trotz schwerer Krankheit zu finden und nach eigener religiöser Überzeugung leben und sterben zu können.

In der Palliativpflege neurologisch Schwerkranker läuft der Entscheidungsprozess für oder gegen eine Flüssigkeitszufuhr, PEG oder Fixierung wegen Unruhe wie folgt ab: Der urteilsfähige Patient bestimmt nach eingehender Aufklärung, was er im jetzigen Zustand will, auch wenn es der Patientenverfügung widerspricht. Wenn der Patient nicht einwilligungsfähig ist, sind Patientenverfügung oder Vorsorgevollmacht verbindlich. Wenn beides fehlt, wird der mutmaßliche Wille von den Angehörigen erfragt. Wenn diese keine Auskunft geben können, sollte ein Ethik-Konsil nach Wohl und Wertvorstellung des Patienten entscheiden oder letztlich das Vormundschaftsgericht.

100. Frage: Wie bewältigen Sie den Stress in der Pflege?

Die Mitarbeiterzufriedenheit ist abhängig von klaren Dienst- und Pausenzeiten, von Stellenbeschreibung, dem Schutz vor Mobbing, vom eigenen Selbstwertgefühl und der Tatsache, dass Vorschläge respektiert und sogar umgesetzt werden. Das ist das Ideal. In der Realität sieht es anders aus. Viele Pflegekräfte agieren am Rand der Erschöpfung und nehmen die drohenden Anzeichen eines Burn-out nicht wahr.

Burnout-Kennzeichen sind Distanzierungswünsche, ein Gefühl der Hilflosigkeit, abnehmendes Engagement, Erschöpfung oder Unlust.

Die Ursachen eines Burn-outs sind vielfältig. Zeitdruck bei Mehrfachbelastungen, zu große Verantwortung, Mangel an Anerkennung und Erfolgen, manchmal auch Hilflosigkeit gegenüber den vor Schmerzen schreienden oder gelähmten Patienten.

Hilfen für Burn-out-gefährdete Pflegekräfte:

- Führungskräfte verändern Arbeitsbedingungen und -klima, sorgen für mehr Personal, Pausen, erstellen Krisenplan und Leitbild, beschreiben Stellen konkret, verkürzen Belastungsspitzen, stärken Mitbestimmung, mildern Gratifikationskrisen mit mehr Anerkennung und Lob.

- Kollegialität schützt vor Burn-out und Mobbing: Pflegekräfte vermeiden das Abwerten und Bloßstellen von Mitarbeitern, loben, klären die Beziehung durch Supervision, üben niederlagelose Konfliktlösung und Fehlerkultur: nicht einen Schuldigen, sondern eine für alle annehmbare Konfliktlösung suchen.

- Pflegekräfte brauchen eine ganzheitliche Selbstpflege: Entspannung, Ausgleichstraining, Ruhe im Pausenraum, Sofortstrategien, um sich abzureagieren, Auszeiten, Selbstbelohnung, Kreativität, Humor, Genuss als Stresskiller. Sie hinterfragen das perfektionistische Berufsideal, zwanghaft helfen zu müssen, suchen Rückhalt und Sinn, bitten um Hilfe und nehmen sie dankbar an; sie lösen Konflikte im Team und gestalten die Station freundlich, orientierungserleichternd und entspannend.

Literatur

Adams R.D., M. Victor & A.H. Ropper (2000). Kompendium Prinzipien der Neurologie. Mc Gray-Hill, London

Aulbert, E., F. Nauck & L. Radbruch (2007). Lehrbuch der Palliativmedizin. Schattauer, Stuttgart

Bausewein, C., S. Röller & R. Voltz (2007). Leitfaden Palliativmedizin. Palliative Care. Elsevier, München

Beckmann, M. (2000). Die Pflege von Schlaganfallbetroffenen. Schlütersche, Hannover

Bellinger, M. & U. Koks (2002). Gerontopsychiatrie und Neurologie für die Altenpflegeausbildung. EINS, Troisdorf

Berlit, P. (2006). Klinische Neurologie. Springer, Berlin,

Berlit, P. (2009). Memorix Neurologie. Thieme, Stuttgart, 5. Aufl.

Bernatzky, Sittl, Likar (Hrsg. 2004). Schmerzbehandlung in der Palliativmedizin. Springer, Wien

Biedermann, M. (2003). Essen als basale Stimulation. Vincentz, Hannover

Breuninger-Ballreich, S. (2009). Was Sie stark macht – verborgene Kräfte aktivieren. Herder, Freiburg

Brooker, D. (2008). Personzentriert pflegen. Huber, Bern

Buijssen, H. (1997). Die Beratung von pflegenden Angehörigen. Beltz, Weinheim

Daneke, S. (2009): Achtung, Angehörige. Schlütersche, Hannover

Davy, J. & S. Ellis (2003). Palliativ pflegen. Huber, Bern

Deuschl, G. & H. Reichmann (2005). Gerontoneurologie. Thieme, Stuttgart

Dibelius, O. & C. Uzarewicz (2006). Pflege von Menschen höherer Lebensalter. Kohlhammer, Stuttgart

Diener, H.C. & W. Hacke (2004). Schlaganfall. Thieme, Stuttgart

Dörries, A., G. Neitzke, A. Simon & J. Vollmann (2008). Klinische Ethikberatung. Kohlhammer, Stuttgart

Förstl, H. (2001). Therapie neuropsychiatrischer Erkrankungen im Alter. Urban & Fischer, München

Förstl, H. (2003). Lehrbuch der Gerontopsychiatrie und -psychotherapie. Thieme, Stuttgart

Fuchs, U. (2009). Gewissensfrage Sterbehilfe. Kreuz, Stuttgart

Grehl, H. & F. Reinhardt (2000). Checkliste Neurologie. Thieme, Stuttgart

Grond, E. (2000). Altenpflege als Beziehungspflege. Kunz, Hagen

Grond, E. (2005). Kompendium der Alters-Psychiatrie und -Neurologie. Kunz, Hagen

Halek, M. & S. Bartholomeyczik (2006). Verstehen und Handeln. Schlütersche, Hannover

Hansen, W. (2007). Medizin des Alterns und des alten Menschen. Schattauer, Stuttgart

Haupt, W.F., K.A. Jochheim & E. Gouzoulis-Mayfrank (2009). Neurologie und Psychiatrie für Pflegeberufe. Thieme, Stuttgart

Hausotter, W. (2003). Parkinson in der Praxis. Huber, Bern

Hedderich, I. (2009). Burnout. Ursachen, Formen, Auswege. C.H.Beck, München

Heller, A., K. Heimerl & S. Husebö (2000). Wenn nichts mehr zu machen ist, ist noch viel zu tun. Lambertus, Freiburg

Isermann, H. (1997). Neurologie und Neurologische Krankenpflege. Kohlhammer, Stuttgart

Jentschke, E. (2006). Die Notwendigkeit der Palliativen Medizin in der Altersversorgung. LIT, Erlangen

Juli, D. & A. Schulz (1998). Streßverhalten ändern lernen. roro, Reinbek

Kessler, D. (2003). In Würde. Die Rechte des Sterbenden. Kreuz, Stuttgart

King, C.R. & P.S. Hinds (2001). Lebensqualität, Pflege- und Patientenperspektiven. Huber, Bern

Klingelhöfer, J. & M. Rentrop (2003). Klinikleitfaden Neurologie. Psychiatrie, Urban & Fischer, München

Kloke, M., K. Reckinger & O. Kloke (2009). Grundwissen Palliativmedizin. Ärzte-Verlag, Köln

Knipping, C. (2006). Lehrbuch Palliative Care. Huber, Bern

Koch, U., K. Lang, A. Mehnert & C. Schmeling-Kludas (2006). Die Begleitung schwer kranker und sterbender Menschen. Schattauer, Stuttgart

Kojer, M. (2002). Alt, krank und verwirrt. Einführung in die Praxis der Palliativen Geriatrie. Lambertus, Freiburg

Kolb, Leischker (Hrsg. 2009). Medizin des alternden Menschen. Wissenschaftl. Verlag, Stuttgart

Krohwinkel, M. (2007). Rehabilitierende Prozesspflege am Beispiel von Apoplexie-Kranken. Huber, Bern

Lammers-Reißing, A. (2000). Altenpflege, Neurologie und Psychiatrie. Büchner, Hamburg

Leplow, B. (2007). Ratgeber Parkinson. Hogrefe, Göttingen

Loch, F.C. & P. Knuth (2001). Leitfaden Notfallmedizin. Ärzte-Verlag, Köln

Lürssen, P.-M. & C. Ruscheweih (2001). Zwischen allen Stühlen. Leben mit Multipler Sklerose. Mabuse, Frankfurt

Masuhr, K.F. & M. Neumann (2005). Neurologie. Thieme, Stuttgart

Meuret, G. (2008). Palliative Home Care Tumorkranker. Kohlhammer, Stuttgart

Müller, M., M. Kern, F. Nauck & E. Klaschik (1997). Qualifikation hauptamtlicher Mitarbeiter. Curricula für Palliativmedizin. Pallia Med, Bonn

Mumenthaler, M. & H. Mattler (2006). Kurzlehrbuch Neurologie. Thieme, Stuttgart

Nagele, S. & A. Feichtner (2009). Lehrbuch der Palliativpflege. facultas, Wien

Nikolaus, T. (2000). Klinische Geriatrie. Springer, Berlin

Perrar, K.M., E. Sirsch & A. Kutschke (2007). Gerontopsychiatrie für Pflegeberufe. Thieme, Stuttgart

Pleschberger, S. (2005). Nur nicht zur Last fallen. Sterben in Würde aus der Sicht alter Menschen in Pflegeheimen. Lambertus, Freiburg

Pschyrembel (2009). Therapie. Walter de Gruyter, Berlin

Robert Bosch Stiftung (2007). Ethik und Recht. Huber, Bern

Rogers, C.R. (2003). Die klientzentrierte Gesprächspsychotherapie. Fischer, Frankfurt

Rohkamm, R. (2009). Taschenatlas Neurologie. Thieme, Stuttgart

Sass, H-M. & R. Kielstein (2001). Patientenverfügung und Betreuungsvollmacht. LIT, Münster

Schuler, M. & P. Oster (2008). Geriatrie von A bis Z. Schattauer, Stuttgart

Schulz-von Thun, F. (1991). Miteinander reden. Störungen und Klärungen. roro, Reinbek

Schwarz, J. & A. Storch (2007). Parkinson-Syndrome. Kohlhammer, Stuttgart

Smith, R. (2008). Die innere Kunst des Lebens und des Sterbens. dtv, München

Staack, S. (2004). Milieutherapie. Vincentz, Hannover

Stähli, A. (2004). Umgang mit Emotionen in der Palliativpflege. Kohlhammer, Stuttgart

Steinhagen-Thiessen, E. & B. Hanke (2003). Neurogeriatrie. Blackwell, Berlin

Steurer, J. (2008). Palliative Care in Pflegeheimen. Schlütersche, Hannover

Student, J.-C. & A. Napiwotzky (2007). Palliative Care. Thieme, Stuttgart

Tanneberger, S. & F. Pannuti (2001). Krebs im Endstadium. Zuckschwerdt, München

Timm, W. (2000). Sterbebegleitung auf der Intensivstation. Kohlhammer, Stuttgart

Vieten, M. & A. Schramm (2001). Pflege konkret. Neurologie, Psychiatrie. Urban & Fischer, München

Warnken, C. (2007). Palliativpflege in der stationären Altenpflege. Schlütersche, Hannover

Wettstein, A. (2001). Checkliste Geriatrie. Thieme, Stuttgart

Weyerer, S. & H. Bickel (2007). Epidemiologie psychischer Erkrankungen im höheren Lebensalter. Kohlhammer, Stuttgart

Weyerer, S. & C. Ding-Greiner (2008). Epidemiologie körperlicher Erkrankungen und Einschränkungen im Alter. Kohlhammer, Stuttgart

Winkler, J. & A.C. Ludolph (2004). Neurodegenerative Erkrankungen des Alters. Thieme, Stuttgart

Zeyfang, A., U. Hagg-Grün & T. Nikolaus (2008). Basiswissen Medizin des Alterns und des alten Menschen. Springer, Heidelberg

Zimber, A. & S. Weyerer (1999). Arbeitsbelastung in der Altenpflege. Hogrefe, Göttingen

Zwettler, S. (2001). Wie viele Etagen hat der Tod (im Altenheim). Trauner, Linz

Register

ABEDL 34, 44
–, -Konzept 44
Affektlabilität 33
Agnosie 17, 33
Akinese 19, 42
Alkoholabhängigkeit 30
Altersneurologie 14
Ambulante Pflegedienste 40
Amyotrophe Lateralsklerose 60
Analgetika
–, chemische 70
Aneurysma 34
Anfall
–, psychogener 56
–, -(s)formen 54
–, -(s)leiden 51
Angehörige
–, pflegende 76
–, Unterstützung 76
Angiografie 66
Angst 82
Anleiten 65
Anorexie-Kachexie-Syndrom 23
Antiepileptika 68
Antiparkinsonmittel 45, 46, 47, 67
Antirheumatika
–, nicht steroidale 71
Apallisches Syndrom 51
Aphasie 18, 34
Apraxie 19
Ataxie 25
Athetose 19

Bandscheibenvorfall 63
Benommenheit 20
Beraten 65
Beschäftigung 39
Betreuungsverfügung 79
Bewegungsstörungen 19
–, extrapyramidale 19
Bewusstlosigkeit 20
Bewusstseinserweiterung 20
Bewusstseinsminderung 20
Bewusstseinsstörungen 20
Biopsie 67
Blutung
–, intrakranielle 51
–, intrazerebrale 34
Bobath-Methode 35
Burnout 83

Chorea 19
–, Huntington 47
Cluster-Kopfschmerz 30
Co-Analgetika 71
Computertomografie 66

Dämmerzustand 20
Dehydratation 22
Delir 20
Depression 46
Detrusor-Hypokontraktilität 26
Detrusor-Sphinkter-Dyskoordination 26
Diagnostik
–, medizinische 66
–, neurologische 66

disability 12
Diskushernie 62
Dranginkontinenz 25, 37
Durchblutungsstörungen 41
Dysarthrie 18

Elektroenzephalografie 66
Elektromyografie 66
Elektroneurografie 66
Emissionscomputertomografie 67
End-of-dose-Akinese 47
Enzephalitis 48
Enzephalomalazie 34
Epilepsie 54
Ergebnisqualität 80
Erkrankungen
–, neurologische 11
Erste Hilfe 49, 55
Ess-Störung 23
Ethik-Grundsätze 82
Ethik-Konsil 79

Fixierung 79

Gangstörungen 25
Gesprächsführung 65
Glasgow-Coma-Scala 21
Grand mal 54
Gürtelrose 59

Hämatom
–, epidurales 22
handicap 12
Heilmittel 39
Hemiparese 32
Hemiplegie 27, 32

Herpes zoster 59
Hilfsmittel 39
Hirndruck 23, 51
Hirnerkrankungen
–, entzündliche 48
Hirninfarkt
–, ischämischer 33
Hirntumor 53
Hirnwerkzeugstörungen 33
Horton-Syndrom 30
Hypoglykämie 22, 24
Hypokinese 42

impairment 12
Insomnien 27

Karnofsky-Index 81
Kaustörung 23
Koma 20
Kopfschmerzen 29
Krampfanfälle 54
Krise
–, akinetische 47
Kurzzeitpflege 75, 77

Lagerung
–, spastikhemmend 35
Lähmungen 19, 26
Lebensgestaltung 73
–, selbstständige 73
Lebensqualität 82
Leitsymptome
–, neurologische 17
Liquoruntersuchungen 66
Lumbalpunktion 67
Lyme-Borreliose 49

Maßnahmen
–, freiheitsbeschränkende 79
Meningitis 48
Mikroangiopathie 34
Monoparese 27
Multiple Sklerose 56
Muskelatrophien
–, spinale 61
Muskelerkrankungen 61
Myasthenia gravis 61
Myelografie 67

Nachtpflege 77
Nahrungsverweigerung 24
Naturheilkunde 17, 69
Neurologie 11
Nozizeptorschmerz 16, 28

On-Off-Phänomen 47
Opioide 71

Palliativpflege 77, 82
Paraparese 27
Parese 26
Parkinson 19
–, -syndrom 42
–, -Ursachen 43
Patientenverfügung 78
PEG 24
–, -Anlage 79
Pflegeanamnese 14
Pflegediagnose 14
Pflegedienste
–, ambulante 40, 58
Pflegedokumentation 15
Pflegegeld 75

Pflegehilfsmittel 39
Pflegemaßnahmen 14
Pflegeprozess 14
Pflegeziele 14
Phytotherapeutika 70
Plegie 26
Polyneuropathie 63, 64
Post-stroke-depression 33
Progressive stroke 41
Prozessqualität 80
Pseudo-Parkinson 43
Psychotherapie 17, 69

Qualitätssicherung 80
Querschnittslähmung 59

Rahmenbedingungen
–, altenpflegerischer Arbeit 75
Rechtsansprüche 78
Rechtsfragen 78
Rehabilitation 13
–, gemeindenahe 39
Rehabilitationsmaßnahmen 12
Restless-legs-Syndrom 28
Rigor 19, 42
Ruhetremor 19

Sachleistungen 75
Schädelfrakturen 50
Schädel-Hirntrauma 50
Schlafneigung 27
Schlafstörungen 27
Schlaf-Wach-Rhythmus 28
Schlaganfall 32
Schluckstörungen 37
Schmerzbedingungen 15

Schmerzbehandlung
–, komplementäre 69
Schmerzebenen 16
Schmerzen
–, akute 15
–, chronifizierte 15
–, neuropathische 16, 29
Schmerzformen 28
Schmerz-Interview
–, strukturiertes 15
Schmerzklassifikation
–, multiaxiale 16
Schmerzlinderung 28
Schmerzmittel
–, chemische 17
Schmerzpatienten
–, Pflege von 15
Schmerztherapie
–, invasive 70
Schwindel 30
Selbstständigkeit
–, Erhaltung der 44
Seniorenzentren 77
Sensibilitätsstörungen 31
Sexualität 38
Somnolenz 20
Sopor 20
Soziotherapie 17, 70
Sprachstörung 40

Status epilepticus 54
Sterbehilfe 79
Stress 82
Stroke Unit 34
Strukturqualität 80
Sturzneigung 31
Subarachnoidalblutung 34
Syndrome
–, extrapyramidale 42
Synkope 56

Tagespflege 76
Therapien
–, alternative 17, 70
–, komplementäre 17
–, physikalische 69
TIA 41
Total pain 16
Tremor 42

Validation 14
Veitstanz 47
Vertrauen 13
Vitale Funktionen 36
Vorsorgevollmacht 78

Wachkoma 51
–, -Patienten 52
Wochenendpflege 77

Erich Grond

100 Fragen zur Alterspsychiatrie für Pflegekräfte

Brigitte Kunz Verlag – Pflege Leicht
2010. 104 Seiten
14,8 x 21,0 cm, Broschur
ISBN 978-3-89993-495-6
Ca. € 10,95

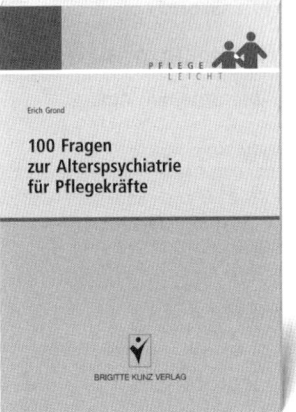

Wer »Alterspsychiatrie« sagt, denkt zumeist an »Demenz«. Doch das ist nur eine psychische Erkrankung, die ältere Menschen treffen kann. Genauso wie Depression, Schizophrenie oder eine Suchterkrankung.

Kurzum: Die Alterspsychiatrie ist eine vielschichtige Materie. Dieses Buch stellt Ihnen 100 Fragen - und liefert selbstverständlich die Antworten: kurz, knapp und präzise. Es hilft Ihnen auch, den Menschen hinter der Diagnose zu sehen, denn genauso wichtig wie Fachwissen sind mitmenschliche Zuwendung, die Ermutigung zur Aktivierung und die Selbsthilfe.

Das Buch eignet sich mit seiner Lernbereich-Struktur als Ergänzung zu herkömmlichen Lehrwerken, als Vorbereitung auf die Prüfung und als Nachschlagewerk für die tägliche Praxis.

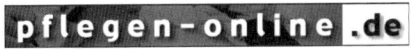

Stand Mai 2010. Änderungen vorbehalten.

— BRIGITTE KUNZ VERLAG —

Erich Grond

Pflege Demenzerkrankter

4., überarbeitete Auflage

Brigitte Kunz Verlag
2009. 276 Seiten, 27 Tabellen, 25 Abbildungen,
14,8 x 21,0 cm, kartoniert
ISBN 978-3-89993-466-3
€ 19,90

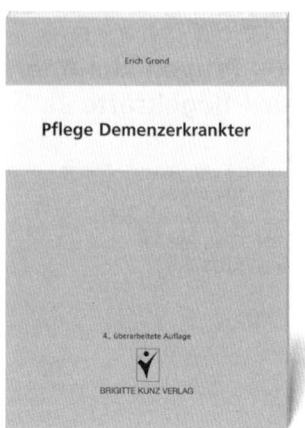

Dieses bewährte Standardwerk hilft, die Pflege von Demenzerkrankten zu verbessern, zu professionalisieren und die Pflegequalität zu sichern.

Die Neuauflage ist auf dem aktuellsten wissenschaftlichen Stand: Der Autor hat zum einen neue Erkenntnisse zur Krankheit Demenz eingearbeitet, zum anderen erläutert er besonders ausführlich die Herangehensweisen wie Zuwendung, Wertschätzung, Basale Stimulation und das ABEDL®-Konzept.

Das Buch ist eine leicht verständliche Anleitung für Angehörige und beruflich Pflegende. Es informiert über die verschiedenen Aspekte der Demenz, regt zur ganzheitlich fördernden Prozesspflege an und thematisiert die häufigsten Pflegeprobleme bei Menschen mit Demenz.

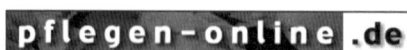

Stand Mai 2010. Änderungen vorbehalten.

BRIGITTE KUNZ VERLAG

Elisabeth Höwler

Gerontopsychiatrische Pflege

Lehr- und Arbeitsbuch
für die Altenpflege

4., überarbeitete Auflage

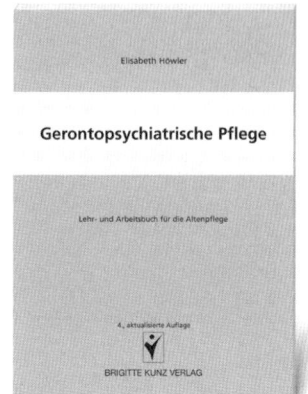

Brigitte Kunz Verlag
2010. 464 Seiten, 23 Abbildungen, 16 Tabellen
21,0 x 29,7 cm, kartoniert
ISBN 978-3-89993-479-3
Ca. € 32,95

Dieses Buch ist schon ein Klassiker: Hier schreibt eine Pflegekraft für ihre eigene Berufsgruppe. Das ist ungewöhnlich, vor allem ungewöhnlich praxisnah! Für die mittlerweile 4. Auflage wurde das Buch behutsam aktualisiert und erweitert. Vor allem der Biografiearbeit wurde noch einmal mehr Platz eingeräumt.

Ansonsten ist das Lehrbuch wie gewohnt breit angelegt und gut strukturiert. Alle Themen lassen sich leicht auffinden, ideal für »Querleser«.

Immer noch gilt: Solide Kenntnisse in der gerontopsychiatrischen Pflege sind eine unverzichtbare Grundlage für die Aus- und Weiterbildung in der Pflege.

»Nach dem Studium dieses Buches ist der Leser in der Lage, das riesige Feld der (Geronto-) Psychiatrie in seiner Bedeutung für die Pflege zu überblicken. Ein Buch, das sich für den Unterricht und für die spätere Praxis gleichermaßen hervorragend eignet.« *Altenpflege*

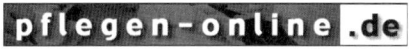

Stand Mai 2010. Änderungen vorbehalten.

BRIGITTE KUNZ VERLAG